中国医学临床百家

江泽飞 / 主编

乳腺癌分层治疗

江泽飞 2023 观点

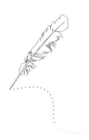

科学技术文献出版社
SCIENTIFIC AND TECHNICAL DOCUMENTATION PRESS
·北京·

图书在版编目（CIP）数据

乳腺癌分层治疗江泽飞2023观点 / 江泽飞主编. —北京：科学技术文献出版社，2022.11（2023.2重印）

ISBN 978-7-5189-9543-1

Ⅰ.①乳… Ⅱ.①江… Ⅲ.①乳腺癌—治疗 Ⅳ.① R737.905

中国版本图书馆 CIP 数据核字（2022）第 162618 号

乳腺癌分层治疗江泽飞2023观点

策划编辑：彭　玉　　责任编辑：彭　玉　　责任校对：张永霞　　责任出版：张志平

出　版　者	科学技术文献出版社
地　　　址	北京市复兴路15号　　邮编　100038
编　务　部	(010) 58882938，58882087（传真）
发　行　部	(010) 58882868，58882870（传真）
邮　购　部	(010) 58882873
官 方 网 址	www.stdp.com.cn
发　行　者	科学技术文献出版社发行　全国各地新华书店经销
印　刷　者	北京地大彩印有限公司
版　　　次	2022 年 11 月第 1 版　2023 年 2 月第 3 次印刷
开　　　本	710×1000　1/16
字　　　数	132千
印　　　张	15.25　彩插2面
书　　　号	ISBN 978-7-5189-9543-1
定　　　价	128.00元

序
Preface

韩启德

欧洲文艺复兴后，以维萨利发表《人体构造》为标志，现代医学不断发展，特别是从 19 世纪末开始，随着科学技术成果大量应用于医学，现代医学发展日新月异，发生了根本性的变化。

在过去的一个世纪里，我国现代化进程加快，现代医学也急起直追。但由于启程晚，经济社会发展落后，在相当长的时期里，我国的现代医学远远落后于发达国家。记得 20 世纪 50 年代，我虽然生活在上海这个最发达的城市里，但是母亲做子宫切除术还要到全市最高级的医院才能完成；我患猩红热继发严重风湿性心包炎，只在最严重昏迷时用过一点青霉素。20 世纪 60—70 年代，我从上海第一医学院毕业后到陕西农村基层工作，在很多时候还只能靠"一根针，一把草"治病。但是改革开放仅仅 40 多年，我国现代医学的发展水平已经接近发达国家。可以说，世界上所有先进的诊疗方法，中国的医生都能做，有的还做得更好。更为可喜的是，近年来我国医学界开始取得越来越多的原创性成果，在某些点上已经处于世界领先地位。中国医生已经不再盲从发达国家的疾病诊疗指南，而能根据我们自己的经验和发现，根据我国自己的实际情况制定临床标准和规范。我们越来越有自己的东西了。

要把我们"自己的东西"扩展开来，要获得越来越多"自己的东西"，就必须加强学术交流。我们一直非常重视与国外的学术交流，第一时间掌握国外学术动向，越来越多地参与国际学术会议，有了"自己的东西"也总是要在国外著名刊物去发表。但与此同时，我们更需要重视国内的学术交流，第一时间把自己的创新成果和可贵的经验传播给国内同行，不仅为加强学术互动，促进学术发展，更为学术成果的推广和应用，推动我国医学事业发展。

我国医学发展很不平衡,经济发达地区与落后地区之间差别巨大,先进医疗技术往往只有在大城市、大医院才能开展。在这种情况下,更需要采取有效方式,把现代医学的最新进展以及我国自己的研究成果和先进经验广泛传播开去。

基于以上考虑,科学技术文献出版社精心策划出版《中国医学临床百家》丛书。每本书涵盖一种或一类疾病,由该疾病领域领军专家撰写,重点介绍学术发展历史和最新研究进展,并提供具体临床实践指导。临床疾病上千种,丛书拟以每年百种以上规模持续出版,高时效性地整体展示我国临床研究和实践的最高水平,不能不说是一个重大和艰难的任务。

我浏览了丛书中已经完稿的几本书,感觉都写得很好,既全面阐述了有关疾病的基本知识及其来龙去脉,又介绍了疾病的最新进展,包括笔者本人及其团队的创新性观点和临床经验,学风严谨,内容深入浅出。相信每一本都保持这样质量的书定会受到医学界的欢迎,成为我国又一项成功的优秀出版工程。

　　《中国医学临床百家》丛书出版工程的启动，是我国现代医学百年进步的标志，也必将对我国临床医学发展起到积极的推动作用。衷心希望《中国医学临床百家》丛书的出版取得圆满成功！

　　是为序。

主编简介
Author introduction

江泽飞，解放军总医院肿瘤医学部副主任，主任医师，教授。任中国临床肿瘤学会（CSCO）副理事长兼秘书长、中国抗癌协会乳腺癌专业委员会候任主任委员、CSCO乳腺癌专家委员会前任主任委员、北京医学会乳腺疾病分会主任委员、国家卫生健康委能力建设和继续教育肿瘤学专家委员会秘书长、St.Gallen 早期乳腺癌治疗国际共识专家团成员、国家药品注册审评专家、*Translational Breast Cancer Research* 杂志主编。

作为主要参与人，参与了国内大多数乳腺癌专家共识及指南的起草工作，负责并执笔《中国临床肿瘤学会（CSCO）乳腺癌诊疗指南》《中国临床肿瘤学会（CSCO）常见恶性肿瘤诊疗指南》《NCCN 肿瘤学临床实践指南》等行业重要指南，推动了我国乳腺癌治疗规范化诊疗进程。主编《现代乳腺癌全程管理新理念和临床策略》《乳腺癌分类治疗江泽飞2016 观点》《现代乳腺疾病诊疗基本原则和实践》等专著10 余部。

　　近5年来，在 *The Lancet Oncology*、*Nature Communications* 等杂志中发表高质量论文近百篇，重点围绕"液体肿瘤学""分子靶向治疗""大数据与人工智能"等开展相关研究，并积极探索乳腺癌诊疗新技术、新方法，研究成果在美国临床肿瘤学会（ASCO）年会、欧洲肿瘤内科学会（ESMO）年会、St.Gallen 国际乳腺癌会议、中国临床肿瘤学会年会等国内外重要会议中进行汇报。2016年荣获"金显宅乳腺癌研究纪念奖"，2019年获《人民日报》"国之名医·卓越建树"荣誉称号。

前 言
Foreword

2016 年，受科学技术文献出版社邀请，我们出版了《乳腺癌分类治疗江泽飞 2016 观点》一书。该书从乳腺癌分子分型、外科手术、化疗基本地位与优化、内分泌治疗热点问题、靶向治疗和液体活检技术 6 个方面，在乳腺癌传统治疗手段中结合精准的理念，亦对精准的诊断方法在临床中的应用加以阐释，旨在通过重新审视、解读乳腺癌领域的争议问题，进而真正建立起从证据走向临床实践、形成治疗共识及指南的桥梁。

《乳腺癌分类治疗江泽飞 2016 观点》出版至今已有 6 年，这段时间，乳腺癌的诊疗有了长足进步：①新型靶向药物、抗体偶联药物、免疫抑制剂等的问世，给更多患者带来了新的治疗机遇；②精准检测的不断普及，使循环肿瘤细胞（CTC）检测、*BRCA* 基因检测、PD-L1 检测等更加便捷，同时也使乳腺癌的分层和分类治疗更为合理；③在精准医学的加持下，人工智能技术、互联网络平台给乳腺癌诊疗带来更加丰富、多元化的诊疗体验。当然,新型冠状病毒肺炎疫情(简称"新冠肺炎疫情")的出现也同时改变了乳腺癌的诊疗模式,在这种突发事件下,乳腺癌诊疗遵从了"科学决策、人文服务"的精神,在积极投身抗击新冠肺炎疫情的同时,最大限度地将新冠肺炎疫情对乳腺癌诊疗的影响降到最低。身处一线的临床工作者,在兼顾肿瘤治疗的同时还鼓励患者接种新冠病毒疫苗,降低感染率和重症率。正是通过新冠肺炎疫情这一特殊时期积累的有效处理经验,我们也总结出针对社会突发事件导致治疗困境时的一套合理划分优先级别、合理调整诊疗方案的共识和原则,保证了肿瘤患者治疗的连续性。

基于以上的理念,我们在《乳腺癌分类治疗江泽飞2016观点》一书的基础上,首先结合临床实际需求、参考最新研究进展,直指现有指南或专家共识中存在的争议问题,从乳腺癌分层、分类治疗的理念出发,重点讨论了乳腺癌的诊断和外科处理、不同分子分型下乳腺癌治疗处理和乳腺癌骨转移诊疗的难点和痛点。其次,基于新冠肺炎疫情期间积累的经验,还讨论了乳腺癌患者接种新冠病毒疫苗的时机及特殊时期乳腺癌诊疗的调整。再次,结合我们团队近期在人工智能方面的工作经验,还阐述了智能决策系统及智能个案管理系统的发展和应用。最后，编写成《乳腺癌分层治疗江泽飞 2023 观点》，旨在通过这些梳理，能够重新审视、解读乳腺癌领域的争议问题，从证据走向临床实践、建立与指南和共识间的桥梁。

希望本书能够为临床和科研工作者提供一定的参考。当然，本书中的一些自己的观点和建议，也希望能够求同存异，欢迎大家提出疑问或者建议，以更好地提高乳腺癌的诊疗效果。

由于准备时间有限和医学前沿知识的迅速发展，书中学术观点的局限之处，恳请同人们批评指正。

目 录

Contents

乳腺癌的诊断与外科处理

1. 乳腺癌的诊断：穿刺活检还是切除活检

作为一种全身性疾病，乳腺癌的正确诊断关系到后续治疗方式的选择，且乳腺癌治疗已经进入分类治疗时代，根据不同的分子分型进行不同的治疗，可使患者得到最佳的治疗，故获取治疗前的病理诊断至关重要。治疗前可通过各种穿刺活检或者切除活检进行诊断。在临床工作中，需合理把握适应证，充分考虑几种诊断方式的优缺点，并结合患者的后续治疗模式，合理选择。

（1）粗针穿刺活检（core needle biopsy，CNB）

穿刺活检创伤小、手术时间短，可明确病理学诊断、组织学分级和生物学资料，有助于治疗方案的选择。可选择在超声引导下进行术前穿刺，明确诊断。术前穿刺活检具有很高的准确性，诊断符合率与开放式手术相当；但穿刺活检组织量相对较少，因此组织病理学可能存在低估，如对于一位仅有散在病灶的老年患者而言，穿刺本身就存在假阴性可能，即便诊断为恶性，手术也是其优选的治疗方式。因此，对于有恶性可疑病灶、肿块较大或计划行术前治疗者，我们主张先行穿刺活检以明确病理，再决定后续的治疗。

（2）真空辅助乳腺活检（vacuum-assisted breast biopsy，VABB）

VABB 技术于 1995 年 4 月通过美国食品药品监督管理局（FDA）认证，并于 1999 年由美国医学会发布。影像学引导的真空辅助乳腺活检是替代外科活检的可靠诊断技术，1999 年被国家药品监督管理局批准应用于临床。该项技术的优点是手术创伤小、局麻下即可完成，缺点是价格较 CNB 昂贵。VABB 技术以诊断为目的，实施活检的病灶的组织病理诊断的特异性优于 CNB。VABB 和 CNB 对乳腺导管原位癌（ductal carcinoma in situ of the breast，DCIS）低估率分别为 9% 和 38%，对高风险病灶低估率分别为 11% 和 25%，故对于肿瘤较大、有术前治疗指征的患者，首选 VABB 活检。此外，对于影像学评价与 CNB 结果不一致的病灶，也可以使用 VABB 进行活检，以提高诊断的正确率。

（3）切除活检

切除活检操作简单，容易获得最大的组织以行病理，便于后续检测，在诊断的同时也可以做到切除病灶，在一些医院尤其是基层医院常被采用。由于手术已将病灶切除，患者失去了选择术前新辅助治疗的机会，也就无法做到降期保乳，或者依据术前治疗情况了解病灶对药物的敏感性。因此，对于部分考虑为良性病灶、无法穿刺的散在钙化灶、肿瘤较小、年龄较大即使穿刺也不考虑术前治疗的患者，建议可以采取切除活检的方式，这样既可明确肿块性质，也可做到切除病灶，但建议在进行切除活检前设计好后续的手术方案，给予患者适合的手术治疗。

2. 适合先行手术的乳腺癌患者及先行药物治疗的优势

2011 年 St.Gallen 共识引入分子分型概念后，乳腺癌治疗已从群体治疗进入到分类治疗时代。分子类型不同，治疗策略也不同，其最终的转归也不尽相同。我们在 2009 年就已经提出，乳腺癌的治疗不能单纯通过是否可以手术来衡量，尤其是对于三阴性乳腺癌（triple-negative breast cancer，TNBC）或 HER-2 阳性乳腺癌患者，如何深入了解肿瘤的生物学信息、降低患者复发风险显得更为重要。随着精准医学和分类治疗时代的发展，尤其进入到 2016 年后，我们对术前治疗又有了更深一步的了解，在把握术前治疗适应证方面也有了相应的更新。

（1）肿块较大、淋巴结阳性、有保乳需求及 TNBC、HER-2阳性乳腺癌等高危患者更需要行术前治疗

术前治疗的主要目的是服务于手术，因此对肿物较大、淋巴

结阳性、有保乳需求患者行术前治疗已经得到绝大多数学者的认可。但对 TNBC、HER-2 阳性乳腺癌患者而言，仍有学者提出，NSABP-B18 和 NSABP-B27 两项试验提示术前治疗和辅助治疗有着同样的无病生存（disease free survival，DFS）和总生存（overall survival，OS）结果，因此只要患者没有保乳意愿，且肿块可以通过手术切除，就可以不选择术前治疗。事实上，在个体化治疗模式下，以手术论英雄的年代已成为过去。随着外科治疗手段的进步，肿块切除已不是难题，但不同治疗方式的选择会影响患者的生存预后。以往的数据都建立在群体治疗前提下，并没有充分认识到分子分型对预后的影响，对 HER-2 阳性乳腺癌患者而言，靶向治疗使用率也较低。如今，我们已经开始对不同分型患者采取不同的治疗模式，同时也追求不同的疗效：①对于激素依赖型（Luminal 型）浸润性乳腺癌患者，在行 2 ～ 4 个周期术前治疗后，如果肿瘤缩小不明显甚至出现进展，那么需尽早调整治疗方案如先行手术。②对于 TNBC 或 HER-2 阳性浸润性乳腺癌患者，术前治疗能够及早观察到疗效。例如，HER-2 阳性浸润性乳腺癌患者可以及早使用双靶向药物治疗以提高有效率。③ TNBC 患者术前治疗以蒽环类药物和紫杉类药物为主，行术前治疗 3 ～ 4 个周期后可以根据疗效选择互不交叉耐药的方案，对于术前治疗能够在短期内达到肿瘤缩小效果的患者，其生存预后会有明显的改善。此外，CREATE-X、KATHERINE、MonarchE 等研究显示，不同亚型的浸润性乳腺癌患者在新辅助治疗后，如果仍然有肿瘤残留，还有机会在没有复发转移的阶段采用合理的后续强化化疗、靶向治疗或内分泌治疗，以期降低复发风险，改善预后。例如，对 TNBC 患者进行卡培他滨强化治疗、HER-2 阳性浸润性乳腺癌患者进行恩美曲妥珠单抗（trastuzumab emtansine，T-DM1）强化治疗及 Luminal 型乳腺癌患者进行 CDK4/6 抑制剂的强化治疗，都可以进一步提高患者的生存。KATHERINE 研究显示接受新辅助治疗后未达到病理完全缓解的 HER-2 阳性乳腺癌患者相较于未使用 T-DM1 的患者，使用 T-DM1 辅助治疗 1 年可显著提高 3 年无浸润性疾病生存率（iDFS），从 77% 提升至 88.3%，疾病进展或死亡风险下降 50%。CREATE-X 研究则认为，对于新辅助化疗后仍有残留病变的 HER-2 阴性乳腺癌患者，使用卡培他滨可延长无病生存期和总生存期，这为改变临床实践提供了证据，尤其对于女性 TNBC 患者。因此，更应该强调术前治疗的必要性，同时追求更高的病理完全缓解率，从而使患者获益。

（2）手术切除适合于肿瘤较小、Luminal 型、腋窝淋巴结阴性乳腺癌患者

手术切除不仅可以更好地评估整个病灶情况，而且可以获得精确的病理分期，以便后续治疗方案的制定。同时对于化疗不敏感的 Luminal 型乳腺癌患者，由于术后存在很长的内分泌治疗周期，且预后优于其他类型，如果患者无保乳需求或其他高危因

素，及时手术可以避免术前治疗周期过长导致的不必要的过度治疗。

（3）术前新辅助药物治疗的适宜人群

根据《中国临床肿瘤学会（CSCO）乳腺癌诊疗指南 2022》，满足以下条件之一者可选择行术前新辅助药物治疗：①肿块较大（＞5 cm）；②腋窝淋巴结转移；③ HER-2 阳性乳腺癌；④三阴性乳腺癌；⑤有保乳意愿，但肿瘤大小与乳房体积比例大难以保乳者。若乳房原发肿块大小为 2.0 ~ 5.0 cm，应综合其他生物学指标选择是否先行药物治疗。CSCO 乳腺癌专家组大部分成员认为，仅以 HER-2 阳性或三阴性作为乳腺癌术前新辅助药物治疗选择的标准时，肿瘤应大于 2 cm，或可以加入严格设计的临床研究。

3. 内分泌治疗能否在手术前控制肿瘤

以往新辅助内分泌治疗有效率不高，在临床使用中一直存在争议。在 ALTERNATE 研究中新辅助内分泌治疗的病理学完全缓解（pathologic complete response，pCR）率仅为 1%，新辅助内分泌治疗预后指数为 0 的患者约为 20%，因此相较于化疗存在一定的差距，基于此，在临床上对于 Luminal 型乳腺癌患者，若其有新辅助治疗指征，推荐首选新辅助化疗。新辅助内分泌治疗仍然集中于那些因身体条件不宜手术或者年龄较大暂时不考虑手术的乳腺癌患者。

目前新辅助内分泌治疗在 Luminal 型乳腺癌中的应用日渐受到重视。因绝经前、后乳腺癌患者体内激素水平不同，所以可以根据 Luminal 型乳腺癌女性患者是否绝经选择不同的药物。他莫昔芬单药、卵巢功能抑制（ovarian function suppression，OFS）、手术去势、OFS 联合他莫昔芬及 OFS 联合芳香化酶抑制剂是绝经前乳腺癌内分泌治疗的重要手段。但新辅助内分泌治疗在绝经前女性患者中的疗效仍处于探索阶段。有研究显示术前行 3 个月的戈舍瑞林治疗，可使部分乳腺癌患者（7/13）获益，这提示新辅助内分泌治疗对绝经前女性乳腺癌患者同样有积极作用。但由于新辅助内分泌治疗适用人群少，故相关研究较缺乏。

第三代芳香化酶抑制剂（如来曲唑）、氟维司群是绝经后 Luminal 型乳腺癌患者常用的新辅助内分泌治疗药物。P024 研究及其他相关研究显示，与他莫昔芬相比，芳香化酶抑制剂效果更好，表现为有效缓解率增加、保留乳房率有增加趋势。研究显示，与新辅助化疗相比，新辅助内分泌治疗可以有效避免化疗相关不良反应。一项 Meta 分析纳入 20 项研究，共 3490 例 Luminal 型乳腺癌患者，显示新辅助内分泌治疗与新辅助化疗在临床有效缓解率、影像学有效缓解率和保留乳房率方面相当，这说明新辅助内分泌治疗在 Luminal 型乳腺癌患者中是可行的。

4. 新辅助内分泌治疗的疗程

关于新辅助内分泌治疗的疗程，尚无统一的标准，但目前研究显示疗程主要集中在 4 ～ 6 个月。亦有学者认为较长时间的新辅助内分泌治疗可以使保乳率提高。研究发现将新辅助内分泌治疗（来曲唑）时间从 4 个月延长至 8 个月时，肿瘤中位体积减小（由 62.5% 提高至 70%）；将新辅助内分泌治疗（依西美坦）时间从 3 个月延长至 6 个月时，临床缓解率从 58.7% 提高至 68.3%，平均肿瘤体积减小（由 16.7 mm 提高至 23 mm），保留乳房率由 61.8% 提高至 70.6%。由于这些研究结果的影响，2015 年 St.Gallen 会议上 87.9% 的专家认为绝经后 Luminal 型乳腺癌患者应合理选择新辅助内分泌治疗方案，42.9% 的专家建议新辅助内分泌治疗的最佳持续疗程为 4 ～ 8 个月或直到获得最佳临床缓解率。

关于新辅助内分泌治疗的最佳持续时间尚无定论，虽然目前研究证实了更长的用药时间可以获得更高的临床缓解率和保乳率，但由于新辅助内分泌治疗更适合不能耐受手术或年龄较大暂不考虑手术的乳腺癌患者，因此应该详细评估患者的身体状况和肿瘤对内分泌治疗药物的反应等，对于不同的患者，应该制定个体化的治疗时间，不能一概而论。

我们认为，既要避免在 2 ～ 4 个周期疗效不充分时行手术，也要避免在肿瘤达到最大限度缓解后还不行手术的消极态度。

5. 靶向内分泌药物在新辅助内分泌治疗中的可行性

细胞周期蛋白依赖性激酶（ cyclin-dependent kinase，CDK ）4/6 为雌激素受体（ estrogen receptor，ER ）下游通路分子，能够在雌激素的作用下促进细胞增生。在晚期乳腺癌患者中的研究显示 CDK4/6 抑制剂联合芳香化酶抑制剂有较好的临床获益。目前已有学者将 CDK4/6 抑制剂联合芳香化酶抑制剂用于激素受体（ hormone receptor，HR ）阳性 HER-2 阴性乳腺癌患者的新辅助治疗中。PALLET 研究显示与单用来曲唑治疗 14 周相比，帕博西尼联合来曲唑治疗 16 周可以显著提高完全细胞周期停滞率（ Ki-67 ＜ 2.7% 的发生率 ），但临床反应率无统计学差异（ P=0.200 ）。NeoMONARCH 研究将乳腺癌患者随机分为单用阿那曲唑组、单用阿贝西利组或阿那曲唑与阿贝西利联合组，结果显示与单用阿那曲唑组相比，单用阿贝西利组和联合组完全细胞周期停滞率更高。

现有的数据表明与新辅助内分泌治疗相比，CDK4/6 抑制剂联合内分泌治疗效果显著，但在临床反应率及其他方面并不显著。故目前靶向内分泌药物是否可以在新辅助内分泌治疗中使用尚无定论，我们不建议将其作为临床常规药物使用，但推荐其可以参加严格设计的合理的临床研究。

6. HER-2 阳性乳腺癌新辅助治疗中靶向药物的选择

NOAH 研究结果显示，与单用化疗相比，曲妥珠单抗联合化疗能够显著提高 pCR 率，转换为无事件生存期（event-free survival，EFS）的获益，OS 也有获益趋势，这奠定了曲妥珠单抗在新辅助治疗中的地位。NeoALTTO 研究探索在曲妥珠单抗基础上联合拉帕替尼能否为乳腺癌患者带来更多获益，结果显示尽管 pCR 有显著提高，但很遗憾未有转化为 EFS 和 OS 的获益。

NeoSphere 研究显示，曲妥珠单抗和多西他赛联合帕妥珠单抗使 pCR 率从 29.0% 显著提高到 45.8%，也有生存获益的趋势。目前 HER-2 阳性乳腺癌的新辅助治疗已经进入"双靶"时代。基于目前帕妥珠单抗在我国的医保可及和合理价格，《中国临床肿瘤学会（CSCO）乳腺癌诊疗指南 2022》推荐，HER-2 阳性乳腺癌新辅助治疗可考虑选择曲妥珠单抗联合帕妥珠单抗的双靶向药物方案。在双靶向药物方案基础上可根据患者肿瘤负荷和身体基础状态选择联合化疗：身体可耐受、肿瘤负荷较大，建议使用双靶向药物联合紫杉类加铂类的双化疗药物；若身体耐受性差、肿瘤负荷不大，则联合单药紫杉化疗即可，这样能够达到最大限度的肿瘤缓解率，提高生存率。

因此，基于目前循证医学数据和指南推荐，再结合我国药物的可及性，HER-2 阳性乳腺癌新辅助治疗建议使用双靶向药物联合方案而非单靶向药物。

7. 三阴性乳腺癌新辅助治疗中免疫抑制剂的机会

作为一种治疗肿瘤的新方法，免疫治疗近年来飞速发展，已经被应用于多种肿瘤的临床治疗，并取得良好效果。然而，对于TNBC 患者，以靶向程序性死亡蛋白 -1（programmed death-1，PD-1）/ 程序性死亡蛋白配体 -1（programmed death ligand-1，PD-L1）为首的免疫治疗却依然存在受益人群有限、缺少疗效预测指标等局限性，因此免疫治疗尚未在乳腺癌患者一线治疗中被推广。PD-1 是 T 淋巴细胞上的免疫抑制因子，肿瘤细胞上存在其配体即 PD-L1。PD-L1 可通过结合 PD-1 而下调 T 淋巴细胞，导致肿瘤细胞发生"免疫逃逸"。研究发现 PD-L1 在 50% 的乳腺癌患者中有表达，其中 34.09% 表达在肿瘤上皮细胞，40.90% 在肿瘤浸润淋巴细胞中表达。PD-L1 的表达与乳腺癌患者的临床病理特征有关，是预后不良的一个危险因素。

基于此，有学者近些年开发了不少以 PD-1、PD-L1 为靶点的靶向药物，而关于 TNBC 新辅助免疫治疗的临床研究正在开展。IM passion031 研究纳入了 333 例未经全身治疗的 Ⅱ、Ⅲ 期TNBC 患者，其中 165 例接受阿替利珠单抗联合化疗，其余患者接受安慰剂联合化疗，结果显示阿替利珠单抗联合化疗组患者 pCR 率明显提高（58% *vs.* 41%，$P < 0.05$）。亚组分析显示在PD-L1 阳性病例中，接受阿替利珠单抗联合化疗的患者中有 69%达到病理完全缓解，而单纯化疗组仅有 49%。新辅助免疫治疗的

主要作用原理是通过改变机体的免疫应答，从而改善肿瘤免疫微环境，促进免疫系统对肿瘤细胞的杀伤作用。新辅助免疫治疗是三阴性乳腺癌新辅助治疗的新方向和新靶点。

目前已经发现了许多免疫相关靶点，相关研究正在进行中。免疫治疗在三阴性乳腺癌患者新辅助治疗中展现了巨大的潜力，不仅使患者 pCR 率提升，而且生存也有明显获益。国内不少单位均在开展新辅助免疫治疗的临床研究，已经显示出良好疗效和患者耐受性，但目前尚未批准适应证，故不推荐在临床上常规使用。而免疫治疗联合何种化疗方案、免疫治疗获益的指标、免疫治疗不良反应的控制尚需进一步研究。

8. 新辅助治疗效果的评价

目前新辅助治疗在乳腺癌治疗中具有非常重要的意义，除使部分不可手术的患者获得手术机会、部分不可保乳的患者获得保乳机会外，还是获得药物药敏反应的最客观方式。经新辅助治疗后，获得病理完全缓解的乳腺癌患者预后明显改善。因此，在新辅助治疗的过程中，对新辅助治疗效果进行精准评估具有非常重要的意义，可以帮助临床医生判断是否需要更换治疗方案或者选择直接行手术治疗。

乳腺触诊、超声、乳腺 X 射线摄影、磁共振动态增强扫描目前在评估乳腺癌新辅助化疗效果中具有不可替代的作用。乳腺触诊可以观察患者局部皮肤改变情况，粗略评估肿瘤大小、硬度等，优点是无创、简便、可反复进行，缺点是对肿瘤大小的评估不精确。超声包括常规超声、超声造影等：常规超声在评估新辅助治疗效果方面的优势在于简便、无创、价格便宜，可以有效评估乳腺肿块大小改变、腋窝有无异常淋巴结等，缺点是新辅助治疗后肿瘤退缩、瘤体周围组织纤维化，这使得其轮廓在超声图像上显得尚较为模糊，准确测量肿瘤大小有点困难；超声造影则可有效克服测量精度不够高的难题，其在测量肿瘤大小、发现肿瘤中心坏死灶方面优于常规超声，且对异常淋巴结的检出率也高于传统超声，甚至有研究发现超声造影在评估病灶大小方面优于磁共振动态增强扫描、在评估病理完全缓解方面与磁共振动态增强扫描相当。乳腺 X 射线摄影主要用于评估新辅助化疗前、后钙化改变，可以清晰地显示乳腺钙化、结节、局部腺体密度、腋窝淋巴结肿大、乳腺组织扭曲变形等特征，对微小钙化灶的诊断具有较高的敏感性，但其对于肿瘤大小等评估不如乳腺超声和核共振动态增强扫描。磁共振动态增强扫描是评估乳腺癌新辅助治疗效果的重要手段，可以精准地评估病灶相关情况，包括病灶大小、性质、是否存在多发灶等，比乳腺超声和乳腺 X 射线摄影更为客观和精准。ACRIN6657 临床试验证实了磁共振动态增强扫描在评估乳腺病灶或非肿块强化大小方面更为精准（非肿块强化是磁共振动态增强扫描中的特有概念，其约占浸润性乳腺癌乳腺病变的 25%。由于非肿块强化病灶呈散在分布，超声和乳腺 X 射线摄影检查难以准确测量其病灶大小）。此外，磁共振动态增强扫描中的多个定性、定量参数，目前已被证实与肿瘤的病理特征、预后有关，如新辅助化疗前、后表观弥散系数的改变，可以反映肿瘤密度的改变，这些说明了磁共振动态增强扫描在乳腺癌新辅助治疗中具有不可替代的作用，但磁共振动态增强扫描的主要不足是价格昂贵、有创。

根据不同检查的优缺点，我们认为接受新辅助治疗的乳腺癌患者，术前应该完善乳腺触诊、超声、乳腺 X 射线摄影和必要的磁共振动态增强扫描，治疗过程中每个周期需进行 1 次乳腺触诊、超声检查，有条件的单位应每 2 个周期进行 1 次磁共振动态增强扫描，新辅助治疗结束后再进行 1 次全面的乳腺触诊、超声、乳腺 X 射线摄影、磁共振动态增强扫描，以全面评估乳腺癌新辅助治疗前、后改变，从而为临床医生提供手术时机和手术防卫决策等重要临床信息。

9. 新辅助治疗效果欠佳时是立即手术还是更换药物方案

现代新辅助治疗理念已经不仅仅局限于服务手术，而是为了缩小肿瘤从而增加切除和保乳的机会，也是为了寻找敏感的药物增加治愈，更是为了筛选肿瘤，对高危乳腺癌患者进行强化治疗。因此，如果经第一轮新辅助治疗后评估有效，应继续按计划进行原方案治疗；如果评估为无效或者进展，是选择更换方案还是手术目前尚存在争议。有些临床指南推荐进行手术，以减少肿瘤在患者体内的时间，避免肿瘤进展为不可切除。但往往需要进行新辅助治疗的乳腺癌患者，均为肿瘤恶性程度高或肿瘤负荷大者，手术后仍需要继续进行后续治疗。后续治疗如何选择存在很大的盲目性，尤其是不足疗程的术前治疗后手术，如病理缓解不理想，后续强化治疗很难选择，原因在于无法参考那些严格设计的术后辅助治疗方案。因此，经过详细的多学科评估，如果肿瘤暂未进展为不可切除，建议在严密监测下更换（药物）治疗方案继续行术前新辅助治疗。如果更换药物方案后有效，则按计划完成术前治疗再手术；如果评估仍为无效，则尽早进行手术，避免失去宝贵手术时机。

10. 腋窝免清扫手术适应证

（1）前哨淋巴结阴性患者可以避免腋窝清扫

腋窝淋巴结清扫（axillary lymph node dissection，ALND）是乳腺癌患者重要的手术方式，由于手术创伤较大，术后并发症相对较多，可能影响患者生活质量。随着 NSABP-B32、ALAMNAC 等研究结果的公布，显示前哨淋巴结（sentinel lymph node，SLN）阴性患者不行腋窝清扫并不影响生存，但未行腋窝清扫的患者副作用更少、更小，生活质量更好。因此，前哨淋巴结活检术（sentinel lymph node biopsy，SLNB）成为腋窝淋巴结临床阴性患者适用的诊疗手段，国内外指南均推荐该类患者先行前哨淋巴结活检术，若前哨淋巴结阴性可以不行腋窝淋巴结清扫。尽管如此，目前国内部分医院尤其是基层医院，由于理念或病理检测（冰冻病理）的落后，并不能完全开展前哨淋巴结活检术。但从患者利益考虑，我们也建议医疗机构尽早更新治疗理念及相应设备，或通过转诊制度使患者接受正确的治疗。

（2）即便 SLN 阳性，如果满足 Z0011 临床研究相关条件（肿块 ≤ 5 cm、行保乳手术、术后放疗、腋窝淋巴结临床阴性、SLN 阳性 ≤ 2 个），也可以避免腋窝淋巴结清扫

美国外科医师学会肿瘤学组（American College of Surgeons Oncology Group，ACOSOG）Z0011 试验和 EORTC-AMAROS 试验探讨了 SLN 宏转移时腋窝的处理方法。Z0011 试验结果显示，前哨淋巴结活检术与腋窝淋巴结清扫在局部复发率、无病生存率和总生存率方面差异无统计学意义（$P > 0.05$）。而 AMAROS 试验提示 SLN 阳性患者接受腋窝淋巴结清扫或术后腋窝放疗，两者在 5 年总体生存率（92.5% *vs.* 93.3%）和 5 年无疾病生存率（82.6% *vs.* 86.9%）方面均无显著性差异，但前者的并发症发生率更高。基于上述试验，2014 年美国临床肿瘤学会建议满足 Z0011 临床研究相关条件的患者可以不行腋窝淋巴结清扫，国内指南也如此推荐。

（3）目前国内仍有不少地区只要前哨淋巴结为阳性，就考虑行腋窝淋巴结清扫。在 SLN 个数较少且出现转移的情况下（如 SLN 提示 1/1、1/2）及满足 Z0011 临床研究相关条件下是否可避免 ALND 更是争议颇多

事实上，前哨淋巴结送检数目与假阴性率呈负相关。尽管前哨淋巴结个数是恒定的，经染色淋巴管寻找的淋巴结即为前哨淋巴结，但因个体的不同，临床工作中仍存在分支淋巴管或因染色不充分导致部分淋巴结未染色的情况发生，为此我们认为手术过程中取得蓝染淋巴结后，于附近继续寻找可疑淋巴结送检，同时利用两种以上染料，可以降低假阴性率，提高检出率。如果仍出现 SLN（1/2）情况，可以根据其危险度选择合理的治疗方案。如果原发肿瘤较大、分子分型为 TNBC 或 HER-2 阳性、组织分级高、年轻等，建议行腋窝淋巴结清扫，否则可考虑行术后放疗。

11. 新辅助化疗后行前哨淋巴结活检术是否合理、可行

NSABP-B32 和 ALMANAC 试验奠定了前哨淋巴结的地位后，前哨淋巴结阴性患者在不增加风险的基础上，免除了因腋窝淋巴结清扫带来的各种并发症。但是目前对于术前治疗后行 SLNB 是否可行，还存在一定争议。尽管术前治疗后行 SLNB 可以避免患者遭受腋窝淋巴结清扫的痛苦，但由于只能判定术前治

疗后腋窝状态，不能获得初始治疗前腋窝分期，在一定程度上会影响后续辅助治疗方案（如是否放疗、药物选择等）的制定。同时由于淋巴结破坏、淋巴管和淋巴结的纤维组织化及淋巴结跳跃性转移等因素的干扰，SLNB 可靠性受到质疑。但是有 30% 左右的腋窝淋巴结阳性患者在接受术前治疗后获得病理完全缓解，如何避免这类患者行腋窝淋巴结清扫一直是外科医生努力的方向。SNFNAC 试验提出将免疫组织化学引入 SLNB 并将孤立肿瘤细胞亦定义为前哨淋巴结阳性可降低假阴性率（8.4%），而 Z1071 的后续研究发现利用超声及增加淋巴结检出个数（＞3 个）同样也可以降低假阴性率（9.8%）。

基于此，2015 年 St.Gallen 共识中认为术前治疗后可行前哨淋巴结活检术，但其假阴性率与前哨活检个数密切相关，因此术前新辅助治疗后行前哨淋巴结活检术是可行的。但结合目前我国现状，原则上仍推荐在新辅助治疗开始前行前哨淋巴结活检术，从而得到较为准确的治疗前腋窝分期。如果患者已完成术前治疗，只推荐初始 cN0 患者接受 SLNB，对于初始淋巴结临床阳性或治疗降期后仍存在前哨淋巴结阳性的患者，建议进行 ALND，以免低估病情，影响疗效。

12. 可切除早期乳腺癌：能保乳者要避免重建

尊重患者对美的追求造就了保乳和重建手术的诞生。荷兰研究显示与乳房全切相比，保乳＋放疗在早期乳腺癌患者中具有更高的总生存率。该研究认为，保乳手术后追加的放疗可有效杀灭残余病灶，从而降低术后复发率。全球范围内的数据表明保乳＋放疗与乳房全切治疗效果相当，因此生活质量成了手术方式选择的重要指标。研究显示，保乳和重建手术患者的自身满意度相近，而重建手术患者中，自体移植患者满意度明显高于假体植入患者，术后不放疗患者满意度高于放疗患者，这就要求在手术过程中，外科医生应根据患者病情、家庭情况、后续治疗、患者意愿等综合考虑合适的治疗方式。

（1）对于临床Ⅰ期、Ⅱ期、肿瘤最大径≤3 cm 且术后能够保留适宜的乳房体积和良好的乳房外形乳腺癌患者，应首选保乳手术

对于肿瘤较大的患者，可考虑通过术前治疗达到降期保乳。而对于无法保证切缘阴性，或无法保留满意乳房外形的患者，则可以考虑采取重建手术。相比于重建手术，保乳手术存在诸多优势，包括手术创伤小、恢复快、手术费用低、适宜推广、术式简单、技术成熟。

（2）对于实在无法保乳的乳腺癌患者，可考虑进行重建手术

重建手术的术式也应当在Ⅰ期肿瘤切除时提前做出预估，并了解可能发生的并发症及原因，以防重建手术失败。当患者乳房体积偏小时，即便保乳意愿强烈，也无保乳意义。如果患者不能

按计划完成放疗或存在多发病灶或保乳手术切缘阳性时，就不适合保乳，应选择乳腺全切＋重建手术。

乳房重建包括即刻重建和延期重建，外科医师应根据不同的目的选择术式。需要强调的是，乳房重建是腺体切除后为保证患者生活质量而采取的医疗行为。对于那些肿块较小的乳腺癌患者，我们应考虑采用保乳手术，避免为了做重建手术而切除乳房再来重建。

13. 乳房重建：选择自体还是假体

如果肿瘤切除后残腔较大，无法通过腺体移位来达到美容的目的，则需要通过容积替代技术来实现保留满意乳房外形的目的。常见的重建方式包括假体植入及带蒂背阔肌皮瓣、胸外侧皮瓣、侧胸壁脂肪组织瓣、腹壁下动脉穿支皮瓣移植等。假体植入手术是将假体植入于胸大肌和胸小肌之间，根据重建的时间，又可分为一期重建和二期重建。一期重建是肿瘤切除术后即植入假体，重建乳房外形，优势是不需要进行二次手术，不足之处是如果置入后乳房外形不满意，难以进行二次调整。二期重建是肿瘤切除后先置入水囊，术后间断注水，待乳房外形满意后停止注水，后期行二次手术置入体积相同或相近的假体，在二次手术时可以对乳房外形进行进一步调整。

假体重建的优势是操作简单、技术难度小、不需要切除自身的其他组织进行"拆东墙补西墙"，不足之处是术后乳房手感不如自体组织，且假体对人体而言是异物，具有一定的感染率，如出现严重感染，则需要取出假体，导致重建手术失败。但随着新型假体的不断出现和外科医师理念的不断发展，其并发症发生率越来越低，有希望成为未来乳房重建手术的主流。

自体重建即将自身的组织移植至乳房。从邻近部位移植组织在技术上相对较为简单，移植的成活率高，并发症少，如带蒂背阔肌皮瓣移植重建乳房外形，目前该技术已经较为成熟。从远处部位移植组织在技术上相对复杂，并发症相对较多，技术难度大，医师学习曲线长。不同的重建方式各有优缺点，对于有乳房重建需求的乳腺癌患者，应该结合自身情况，与外科医师沟通后选择适合自己的重建方式。

14. 新辅助治疗后如何确保保乳患者的肿瘤切除干净

保证切缘阴性是保乳手术成功的关键因素。近年来，外科肿瘤学会（SSO）和美国放射肿瘤学会（ASTRO）对保乳切缘情况进行了详尽的解说，保乳切缘范围已从大于 1 cm 发展到切缘无肿瘤累及（R0 切除），但也强调了适应证不包括乳腺导管原位癌或接受术前化疗的乳腺癌患者。对于这类患者应根据其具体情况做相应的临床处理，原因在于不同的肿瘤病理退缩模式会影响切缘的准确率，从而影响保乳手术的成功与否。原发肿瘤病理退缩模式分为向心性收缩的孤立残留灶模式和多灶残留模式等，面对多灶残留患者，很难准确评估残余肿瘤范围，即便切缘阴性，也可能残留肿瘤细胞导致同侧复发率增高。因此部分学者建议应根据原发肿瘤大小进行保乳手术，而 2015 年 St.Gallen 专家共识并不支持根据原发肿瘤大小进行保乳手术。临床工作中，选择术前治疗很大限度上是为了能够降低肿瘤负荷，从而提高保乳比例和改善美容效果。尽管降期后保乳患者具有较高的同侧乳房复发率，但其主要原因是患者初始治疗时就存在较大的风险，而非手术本身。如果术前化疗后仍根据原肿瘤大小行保乳手术，那么术前降期的意义就会大打折扣。

此外，在切缘的评估上，我们还需要特别提出 R0 切除的概念，尽管指南已推荐切缘阴性患者无须再扩大手术切除范围，但这种病理学定义的 R0 并不意味着手术过程中必须顺着肿瘤的现有大小进行"精确"切除，由于肉眼无法判断切缘是否阴性，所以手术过程中应结合临床并依据外科医师的经验，进行肿瘤的完整切除，随后在病理的帮助下判断切缘是否阴性。而肿瘤的切除范围，也应根据患者乳腺的真实情况进行选择，如果乳腺体积较大，可适当扩大切除范围，在并不影响整体美观的情况下确保肿瘤的完整切除。我们推荐在术前治疗开始前于瘤周进行标记定位，以明确肿瘤的位置与大小，同时在术前治疗后利用影像学检查充分评估肿瘤退缩模式，严格控制术前、术后保乳手术选择标准。结合患者乳腺情况，在保证无瘤原则的前提下，向四周扩切部分腺体，确保切缘阴性。

15. 谨慎选择对侧乳腺预防性切除

（1）高风险乳腺癌患者可考虑对侧乳腺预防性切除

近年来，乳腺癌逐渐进入大众视野，对侧乳腺预防性切除（contralateral prophylactic mastectomy，CPM）比例逐年上升。美国医师协会推荐对侧乳腺预防性切除的主要因素是患者要求、一侧患有乳腺癌或存在家族史等，而患者要求对侧乳腺预防性切除的主要因素是缓解焦虑、美观、预防二次手术等。国内对于对侧乳腺预防性切除仍持保守态度，更多的是考虑到医学伦理或可能涉及的医患矛盾。但事实上，对于一侧乳腺已经确诊而对侧乳腺影像学提示高度可疑的患者，在患者充分知情后结合冰冻病理情况（如不典型增生、导管内乳头状瘤病、乳腺导管原位癌等），可以预防性切除对侧乳腺。

（2）存在 *BRCA* 突变或家族史的乳腺癌患者，慎重考虑对侧乳腺预防性切除

相比普通乳腺癌患者对侧乳腺患癌风险不到 10% 来说，有家族史或存在 *BRCA* 突变乳腺癌患者的风险为 12% ～ 47%。有数据表明，对侧乳腺预防性切除可以降低 90% 患者对侧乳腺癌

的发生率，尽管未能见到绝对生存获益，但在减轻患者对未来患癌的担忧上还是发挥了较大的作用。尽管某些学者认为可以行乳腺预防性切除，但考虑到国内检测技术还未普及，以及检测标准的规范还未制定，我们认为应慎重考虑对侧乳腺预防性切除。

（3）对于普通乳腺癌患者，不推荐行对侧乳腺预防性切除

近期的数据提示乳腺预防性切除尤其在小于 40 岁患者群体中的开展率较前有了明显提升，这可能与基因检测技术进步和再造技术水平提升有关，但这不意味着乳腺预防性切除可以广泛开展。文献报道乳腺癌 I 或 II 期且没有 *BRCA* 突变接受了乳腺预防性切除的患者，结果发现术后预期的 20 年绝对生存获益不足 1%，获益人群主要集中在年轻的 ER 阴性患者。因此，对于不满足高危条件的乳腺癌患者，不提倡乳腺预防性切除，在对侧乳腺预防性切除不能改善预后的情况下，盲目切除反而会给患者造成不必要的伤害。对于这类患者我们不推荐行对侧乳腺预防性切除，但可以通过使用药物预防对侧乳腺癌的发生，平时还应密切复查。

16. 首诊Ⅳ期乳腺癌患者的外科介入时机

（1）在全身治疗状况稳定的情况下，可以考虑行原发灶切除手术

首诊Ⅳ期乳腺癌患者原发灶是否可以手术一直饱受争议，大

多数试验都是回顾性研究，由于存在选择偏倚，在证据方面还不能令人信服。

2013 年土耳其和印度发表的两个前瞻性研究均提供了较高水平的试验性研究证据。他们都探讨了首诊Ⅳ乳腺癌患者行手术切除对总生存的影响，结果发现手术对患者的总生存并无影响（ HR 值分别为 0.76 和 1.04 ）。但是在土耳其的研究中，化疗组纳入了更多预后较差的患者，印度的研究也仅纳入全身治疗后有效的患者。另外，这两个试验中的乳腺癌患者都未接受抗 HER-2 治疗，因此试验结果是否可以真正改变我们的临床决策，答案是否定的。

医疗决策中，医疗行为要依据"最大获益"和"最小伤害"原则，在切除原发灶不会给患者带来利益损失的情况下，我们不必否定手术在转移性乳腺癌（ metastatic breast cancer，MBC ）中的地位，应充分评估全身病灶状态，合理选择手术时机。此外，如果患者肿瘤局部体积较大且有出血、感染等并发症时，手术切除原发病灶不仅可以去除局部病灶，为后续治疗提供机会，还可在很大限度上提高患者的生活质量，故局部手术仍然有价值。

（2）原发灶手术切除的时机

Ⅳ期乳腺癌患者在全身治疗有效且稳定的状态下可考虑行手术切除，但如何判定全身状况稳定依然存在诸多困难，全身治疗疗程如何确定、是否需要等到病情完全缓解、肿块略增大时应该如何选择等都对临床医生选择下一步治疗方案造成了困扰。我们在前文中已经提出，对于早期乳腺癌患者应该倡导分类治疗，在转移性乳腺癌患者中也应如此。

（3）条件适合时可考虑行保乳手术

由于首诊Ⅳ期乳腺癌患者已存在全身转移，对这类患者行手术治疗，主要考虑降低肿瘤负荷，同时也可改善生活质量。如果这类患者有保乳需求，我们也认可在保证切缘阴性情况下采取被动的保乳手术，而后续更需要考虑全身的维持治疗。

17. 手术切除远处寡病灶，患者是否获益

（1）切除转移病灶可以明确诊断、可能提高生存率

早期乳腺癌可以通过切除活检方式确诊，但对于远处转移病灶是否同样也可以通过此方式进行确诊呢？乳腺癌好发的转移部位为肝、骨、肺、脑等，在随访过程中，会遇到影像学出现远处脏器寡病灶的情况，医生会在未获得足够病理证据情况下即根据经验开始行全身治疗。但是诸如肺的孤立病灶有时很难与原发癌或良性病灶区分开，几轮经验治疗可能处于一种无效或过度治疗阶段，同时肿瘤异质性的存在也需要我们获得足够的组织标本了解转移灶的生物学信息，因此手术活检成了这类患者优选的治疗方式。此外，有数据表明，对部分患者的寡病灶行手术治疗可以显著提高生存率，甚至达到"治愈"，因此专家共识提出，对于

肺或脑出现的可切除寡病灶可以考虑行手术治疗。

总之，对于在随诊过程中出现的寡病灶，特别对于初次怀疑复发转移乳腺癌患者，应慎重处理。对于某些部位的寡病灶如肺结节，在患者能够耐受手术情况下，尤其是临床难以确诊为原发、转移或是良性疾病时，可以考虑切除活检，这样既可以做到明确病理诊断，同时也可以获得足够组织标本从而指导后续治疗。

手术治疗的原则是以最小的创伤获取最大限度的局部控制，尽量减少因局部治疗使全身治疗中断时间过长的现象，因此，对于远处转移病灶的处理方式可以选择微创手术。

（2）对于难以手术的寡病灶，建议行穿刺活检

对于其他部位寡病灶如在肝、骨等，本身手术难度较大，患者手术获益不明显，同时手术切除后，全身治疗缺乏明确的评估病灶，对于这类患者我们建议行穿刺活检，根据穿刺病理结果制订下一步全身治疗方案。保留病灶可以用于动态观察治疗效果，再选择合适的时机进行局部处理。

18. 转移灶是否可以通过手术切除

转移性乳腺癌作为一种不可治愈的疾病应该选择全身治疗，手术切除通常难以带来生存获益，因此大多数治疗指南都不支持对转移灶进行手术切除。然而，对于患者个体来说，接受了有效

的药物系统治疗之后，能够通过手术切除肿瘤，从而减轻肿瘤负荷，是有临床治疗意义的。通过手术切除一些较大的肿块，不仅可以改善患者的生活质量，还可以获得更多的肿瘤生物学信息，便于未来治疗方案的选择及液体活检技术的开展，这对于精准医疗的发展大有裨益。对于复发转移灶，全身治疗是首选方案，但也建议在适当情况下进行手术治疗。对于病情稳定、预计生存期较长，尤其是激素受体阳性乳腺癌患者及转移病灶局限或存在影响生活质量的病灶，可以考虑手术治疗；而对于一般情况较差的乳腺癌患者，则须慎重选择手术。

19. 需要行基因检测的早期乳腺癌患者

目前乳腺癌的多基因检测较多，国际上通用的多基因检测主要包括 21 基因检测和 70 基因检测。21 基因检测适用于临床病理及免疫组织表达为 HR 阳性、HER-2 阴性和腋窝淋巴结阴性的早期乳腺癌患者术后复发风险评估，并可指导术后治疗（辅助内分泌治疗、辅助内分泌治疗＋辅助化疗）。复发风险评分（recurrence score，RS）的得分范围为 0 ～ 100 分，当 RS ＜ 26 分时，患者化疗获益小，可仅给予辅助内分泌治疗；26 分≤ RS ≤ 30 分为中度复发风险，可给予辅助内分泌治疗或辅助化疗；RS ≥ 31 分为高度复发风险，需要给予辅助化疗。

根据美国国家综合癌症网络（NCCN）指南，70 基因检测的适用人群为 ER 阳性、孕激素受体（progesterone receptor，PR）阳性、HER-2 阴性、淋巴结阴性或 1 ～ 3 淋巴结阳性的乳腺癌患者。70 基因检测同样可用于评估乳腺癌患者术后复发风险和指导治疗，其将检测结果分为高风险和低风险。对于临床高风险 / 基因低风险的患者，推荐内分泌治疗；临床低风险 / 基因低风险的患者，推荐内分泌治疗；临床高风险 / 基因高风险的患者，推荐内分泌治疗联合辅助化疗；临床低风险 / 基因高风险的患者，采用内分泌治疗和内分泌联合辅助化疗没有统计学差异。

20. 三孩生育政策后，乳腺癌患者的生育时机

现在年轻的乳腺癌患者越来越多，且随着诊疗技术的发展，我国早期乳腺癌患者 5 年总生存率达 90% 以上，年轻乳腺癌患者生育问题也愈发引起重视。部分女性在诊断为乳腺癌时尚未生育，故生育仍然是她们的强烈愿望之一，71% 的乳腺癌患者表示治疗后有生育意愿。

乳腺癌的常规治疗包括手术、内分泌治疗、放疗、化疗、靶向治疗等。手术（包括乳房全切）并不会影响患者的生育，但乳房切除后会影响哺乳，也会引发女性对生育问题的担忧。化疗对卵巢功能具有一定的损伤，影响因素包括使用的药物的剂量、时间等，推荐乳腺癌患者在化疗前采取保存生育能力的策略。放疗虽然只针对局部，但在治疗过程中，即使采用保护措施，仍会有

少量射线辐射到盆腔，可导致卵巢早衰和原始卵泡减少，故放疗期间应避免怀孕。内分泌治疗对女性生育功能的影响也较大，内分泌治疗期间患者可出现性欲障碍、性交痛等，且内分泌治疗周期长，甚至可长达 10 年，此时部分乳腺癌患者已到绝经期或围绝经期。生物靶向药物治疗对女性生育功能的影响较小，但目前靶向药物治疗通常是与化疗同时或序贯进行的。因此，对于有生育要求的年轻乳腺癌患者，治疗前应采取保存生育能力的策略。由于手术对卵巢功能的影响较小，保存生育能力的策略也可在手术后进行。

关于生育的时机，建议低危乳腺癌患者在辅助治疗结束后和医生共同制订生育计划。建议接受化疗、靶向治疗的乳腺癌患者在治疗结束半年后考虑生育，而部分接受内分泌治疗的低危乳腺癌患者，可考虑在内分泌治疗（通常是单用他莫昔芬）开始后 18 ～ 24 个月，暂停用药，考虑生育，产后再恢复用药。对于高危乳腺癌患者，建议完成治疗，充分评估病情，谨慎考虑生育问题。因此，对于年轻乳腺癌患者，在治疗起始就需要根据患者的生育意愿详细制订全程的治疗计划，包括生育计划、卵巢功能保护等。

（郝晓鹏）

参考文献

1. MA J F, CHEN L Y, WU S L, et al. Clinical practice guidelines for ultrasound-guided breast lesions and lymph nodes biopsy: Chinese Society of Breast Surgery（CSBrS）practice guidelines 2021. Chin Med J（Engl），2021，134（12）：1393-1395.

2. FISHER B, BROWN A, MAMOUNAS E, et al. Effect of preoperative chemotherapy on local-regional disease in women with operable breast cancer: findings from national surgical adjuvant breast and bowel project B-18. J Clin Oncol，1997，15（7）：2483-2493.

3. BEAR H D, ANDERSON S, BROWN A, et al. The effect on tumor response of adding sequential preoperative docetaxel to preoperative doxorubicin and cyclophosphamide: preliminary results from national surgical adjuvant breast and bowel project protocol B-27. J Clin Oncol，2003，21（22）：4165-4174.

4. MASUDA N, LEE S J, OHTANI S, et al. Adjuvant capecitabine for breast cancer after preoperative chemotherapy. N Engl J Med，2017，376（22）：2147-2159.

5. JOHNSTON S, PUHALLA S, WHEATLEY D, et al. Randomized phase II study evaluating palbociclib in addition to letrozole as neoadjuvant therapy in estrogen receptor-positive early breast cancer: PALLET trial. J Clin Oncol，2019，37（3）：178-189.

6. GHEBEH H, MOHAMMED S, AL-OMAIR A, et al. The B7-H1（PD-L1）T lymphocyte-inhibitory molecule is expressed in breast cancer patients with infiltrating ductal carcinoma: correlation with important high-risk prognostic factors. Neoplasia，

2006，8（3）：190-198.

7. MITTENDORF E A，ZHANG H，BARRIOS C H，et al. Neoadjuvant atezolizumab in combination with sequential nab-paclitaxel and anthracycline-based chemotherapy versus placebo and chemotherapy in patients with early-stage triple-negative breast cancer（IMpassion031）：a randomized，double-blind，phase 3 trial. Lancet，2020，396（10257）：1090-1100.

8. SARACCO A，SZABÓ B K，TÁNCZOS E，et al. Contrast-enhanced ultrasound（CEUS）in assessing early response among patients with invasive breast cancer undergoing neoadjuvant chemotherapy. Acta Radiol，2017，58（4）：394-402.

9. CAO X，XUE J，ZHAO B. Potential application value of contrast-enhanced ultrasound in neoadjuvant chemotherapy of breast cancer. Ultrasound Med Biol，2012，38（12）：2065-2071.

10. WU X，TANG L，HUANG W，et al. Contrast-enhanced ultrasonography and blue dye methods in detection of sentinel lymph nodes following neoadjuvant chemotherapy in initially node positive breast cancer. Arch Gynecol Obstet，2020，302（3）：685-692.

11. LEE S C，GRANT E，SHETH P，et al. Accuracy of contrast-enhanced ultrasound compared with magnetic resonance imaging in assessing the tumor response after neoadjuvant chemotherapy for breast cancer. J Ultrasound Med，2017，36（5）：901-911.

12. SCHEEL J R，KIM E，PARTRIDGE S C，et al. MRI，Clinical examination，and mammography for preoperative assessment of residual disease and pathologic complete response after neoadjuvant chemotherapy for breast cancer：ACRIN 6657 trial.

AJR Am J Roentgenol，2018，210（6）：1376-1385.

13. LEE S M，NAM K J，CHOO K S，et al. Patterns of malignant non-mass enhancement on 3-T breast MRI help predict invasiveness：using the BI-RADS lexicon fifth edition. Acta Radiol，2018，59（11）：1292-1299.

14. VAN MAAREN M C，DE MUNCK L，JOBSEN J J，et al. Breast-conserving therapy versus mastectomy in T1-2N2 stage breast cancer：a population-based study on 10-year overall，relative，and distant metastasis-free survival in 3071 patients. Breast Cancer Res Treat，2016，160（3）：511-521.

15. CARDOSO F，VAN'T VEER L J，BOGAERTS J，et al. 70-Gene Signature as an Aid to Treatment Decisions in Early-Stage Breast Cancer. N Engl J Med，2016，375（8）：717-729.

16. RUGGERI M，PAGAN E，BAGNARDI V，et al. Fertility concerns，preservation strategies and quality of life in young women with breast cancer：Baseline results from an ongoing prospective cohort study in selected European Centers. Breast，2019，47：85-92.

激素受体阳性乳腺癌治疗的热点问题

激素受体阳性乳腺癌约占全部乳腺癌的 70%，内分泌治疗是这部分患者早期及复发转移阶段的主要治疗手段。近年来，一系列内分泌治疗联合靶向药物治疗的临床研究结果改变了我们的临床实践，早期和复发转移阶段的治疗模式也已悄然发生变化，为内分泌治疗的优化选择提出了更高的要求。以下就乳腺癌内分泌治疗的热点问题，回顾相关临床研究，结合临床经验阐述观点，供大家思考和讨论。

21. 新辅助内分泌治疗的适宜人群

新辅助内分泌治疗通常适用于需要新辅助治疗而不适合化疗的 HR 阳性乳腺癌患者，如暂时不适合手术或无须即刻手术、高龄体弱或合并基础疾病者。随着对 Luminal 型乳腺癌患者生物学行为的认识，新辅助内分泌治疗也可作为新辅助化疗不敏感的

HR 阳性早期乳腺癌重要的替代和补充。临床研究结果显示，结合基因检测，新辅助内分泌治疗的敏感性可以协助决定是否可以豁免化疗。

与其他类型的乳腺癌相比，HR 阳性乳腺癌新辅助化疗的 pCR 率偏低（多数小于 20%）。新辅助内分泌治疗与化疗对比分析的临床研究和 Meta 分析结果显示，两者的客观缓解率、病理学完全缓解率和保乳率基本相当，ER 高表达者新辅助内分泌治疗的反应率更高。这些研究多数纳入的是绝经后乳腺癌患者，因此绝经后、激素受体高表达者更适宜行新辅助内分泌治疗。

22. 新辅助内分泌治疗的疗程和疗效评价

新辅助内分泌治疗一般应每 2 个月进行 1 次疗效评价，评价手段包括查体、超声和乳腺 MRI。

一项纳入了 182 例老年乳腺癌患者的新辅助内分泌治疗的临床研究结果显示，来曲唑治疗有效的患者中，前 3 个月肿瘤体积缩小达 52%，第 3 ～ 6 个月退缩程度类似，6 个月以上肿瘤体积退缩的程度下降。对总体患者而言，延长来曲唑用药时间可以进一步提高客观缓解率和保乳率。另一项芳香化酶抑制剂应用于新辅助治疗的 II 期临床研究显示，经过来曲唑新辅助内分泌治疗 4 ～ 12 个月，76.8% 的患者达到了客观缓解，达到客观缓解的中位时间为 3.9 个月，达到最大缓解的中位时间为 4.2 个月，37.1%

的患者在治疗 6～12 个月期间达到肿瘤最佳退缩。

综上研究，我们认为对于新辅助内分泌治疗有效且可耐受的乳腺癌患者，推荐持续治疗至 6 个月。

23. CDK4/6 抑制剂在新辅助内分泌治疗中的应用及专家观点

随着 CDK4/6 抑制剂在早期乳腺癌中的应用，部分小样本研究证实了 CDK4/6 抑制剂联合内分泌治疗在 HR 阳性 HER-2 阴性早期乳腺癌新辅助治疗中的抗肿瘤活性。

PALLET 研究和 neoMONARCH 研究评估了 CDK4/6 抑制剂联合内分泌治疗应用于新辅助治疗的抗肿瘤活性，结果显示与单药内分泌治疗相比，CDK4/6 抑制剂联合内分泌治疗对肿瘤细胞的抑制作用明显增加，细胞周期完全停滞率更高。NeoPAL 研究纳入了高危局部晚期乳腺癌患者，探讨了哌柏西利联合来曲唑新辅助内分泌治疗对比 FEC-T（5- 氟尿嘧啶 + 表柔比星 + 环磷酰胺序贯多西他赛）新辅助化疗的疗效和安全性，结果显示，两组的病理反应率 [残余肿瘤负荷（residual cancer burden，RCB）0～1 的比例：7.7% *vs.* 15.7%] 无显著差异，两组的临床反应率、保乳率、无浸润性疾病生存率均相仿。研究显示多基因检测（*PAM50* 基因和 21 基因检测）在协助筛选新辅助内分泌治疗联合 CDK4/6 抑制剂最佳获益人群方面有一定的应用前景。

上述临床研究结果显示，新辅助内分泌治疗联合 CDK4/6 抑制剂的临床疗效和生存结果不劣于化疗，因此在临床实践中，对于化疗后肿瘤无退缩或者因身体原因不能耐受化疗的乳腺癌患者，新辅助内分泌治疗联合 CDK4/6 抑制剂可以成为代替或者补充新辅助化疗的方案。

24. 绝经后乳腺癌患者的辅助内分泌治疗

（1）初始治疗

绝经后乳腺癌患者的初始辅助内分泌治疗，推荐应用以芳香化酶抑制剂（AI）为主的治疗。ATAC 研究结果显示，较 5 年他莫昔芬（TAM），5 年 AI 可以显著改善患者的无病生存率，确立了 AI 作为绝经后早期乳腺癌辅助治疗标准方案的地位。

Monarch E 研究结果显示，对于淋巴结转移 ≥ 4 个或淋巴结转移 1 ~ 3 个合并其他任一危险因素（肿块 ≥ 5 cm、组织学分级为 3 级、Ki-67 指数 ≥ 20%）的激素受体阳性早期乳腺癌患者，在辅助内分泌治疗基础上联合阿贝西利治疗 2 年，可以降低无浸润性疾病生存率，2 年的生存获益绝对值达 3.5%。因此，对于存在以上高危复发风险的绝经后乳腺癌患者的辅助内分泌治疗，建议在 AI 基础上联合阿贝西利治疗 2 年。

（2）后续强化治疗

多个临床研究证实了绝经后早期乳腺癌延长辅助内分泌治

疗的可行性和有效性。MA17R 和 NSABP-B42 研究结果显示，与安慰剂组相比，AI 治疗满 5 年的患者继续 5 年 AI 治疗降低了复发风险。初始辅助 AI 内分泌治疗满 5 年且耐受性良好的患者，符合以下条件之一者可考虑延长内分泌治疗：淋巴结阳性、组织学分级为 3 级、其他高危复发因素（如肿块偏大、Ki-67 指数 > 30%、多基因检测高风险等）。关于延长内分泌治疗的药物选择，首选继续 AI 治疗 5 年，难以耐受继续 AI 治疗的不良反应的患者，也可以换为 TAM 治疗 5 年。

25. 绝经前乳腺癌患者的辅助内分泌治疗

（1）初始治疗

既往研究证实了 TAM 辅助内分泌治疗 5 年较未使用内分泌治疗或 TAM 内分泌治疗 2 年，更能改善 HR 阳性乳腺癌患者的无病生存率和总生存率。

SOFT 研究 8 年随访结果显示，OFS 联合内分泌治疗方案与单药 TAM 相比，能够显著改善绝经前乳腺癌患者的无病生存率。OFS+AI 与单药 TAM 相比，无病生存绝对获益达 7%，无远处复发绝对获益提高了 2.8%。

研究中预设的低复发风险术后无辅助化疗亚组多数是组织学分级为 1 级、肿块小于 2 cm、淋巴结阴性乳腺癌，这部分患者接受单药 TAM 治疗，经长期随访仍可以有很好的预后，联合 OFS

的获益相对有限，因此对于这类患者，术后辅助内分泌治疗基本策略为 TAM 治疗 5 年。

在 SOFT 研究预设的化疗亚组及 2007 年关于 OFS 的 Meta 分析中，OFS 联合内分泌治疗获益更多的是淋巴结阳性、组织学分级为 2～3 级、肿块大于 2 cm 的乳腺癌患者，因此对于有 1～3 个淋巴结转移的中等复发风险患者，初始内分泌治疗建议在 TAM 基础上联合 OFS。

TEXT-SOFT 联合分析结果显示，经过 9 年的中位随访，OFS+AI（依西美坦）较 OFS+TAM 可以进一步降低无病生存率，绝对值达 4.0%，相较于 5 年 DFS 绝对获益的 3.8% 有了进一步提高。综合定量分析法（STEEP 分析）指出，OFS+AI 获益的相关因素包括年龄＜ 35 岁、≥ 4 个淋巴结转移、组织学分级为 3 级。具有以上因素的患者，初始内分泌治疗推荐 OFS+AI 治疗 5 年。

绝经前合并高危复发风险因素即淋巴结转移≥ 4 个或淋巴结转移 1～3 个合并肿块≥ 5 cm、组织学分级为 3 级、Ki-67 指数≥ 20% 任一危险因素的乳腺癌患者，根据 Monarch E 研究结果，建议在标准辅助内分泌治疗的基础上联合阿贝西利治疗 2 年。

（2）后续强化治疗

绝经前早期乳腺癌患者如初诊时有一定的复发风险，对初始辅助内分泌治疗耐受性良好者，建议延长内分泌治疗。这些复发风险因素包括淋巴结转移、组织学分级为 3 级、初诊年龄 < 35 岁、Ki-67 指数偏高或者肿块 > 2 cm。

如患者接受初始 TAM 治疗满 5 年，对于仍未绝经者建议延长 TAM 治疗至满 10 年；如已达绝经状态建议序贯 AI 治疗 5 年。对于初始接受 OFS 联合内分泌治疗满 5 年的患者，目前尚缺乏继续原方案治疗和 TAM 治疗 5 年的研究数据。因此，初始接受 OFS+TAM 内分泌治疗 5 年的患者，若耐受性良好，未绝经者建议单用 TAM 继续治疗 5 年，达绝经状态者建议序贯 AI 治疗 5 年；初始接受 OFS+AI 内分泌治疗 5 年的患者，如果已达绝经，建议继续 AI 治疗 3 ～ 5 年，未绝经的患者推荐更换为 TAM 治疗 5 年。

26. 适合联合卵巢功能抑制治疗的绝经前乳腺癌患者

SOFT 研究中预设的化疗亚组及 EBCTCG Meta 分析结果显示，OFS 联合内分泌治疗获益的乳腺癌患者多数为淋巴结转移阳性、组织学分级为 2 ～ 3 级、肿物大于 2 cm 者。因此，临床实践中对于合并以上因素的乳腺癌患者，推荐在内分泌治疗基础上联合 OFS。

再者，SOFT 研究中，年龄 < 35 岁亚组 OFS 治疗获益非常明显。OFS+TAM 组 5 年无乳腺癌复发率为 78.9%，TAM 组

为 67.7%，绝对获益达 11.2%，而年龄是选择 OFS 治疗的重要因素。既往 INT0101 研究结果显示，淋巴结阳性的 HR 阳性乳腺癌患者，年龄 < 40 岁组化疗联合 OFS+TAM（5 年）较单纯化疗可以改善无瘤生存率（72% vs. 54%）。2007 年 Meta 分析结果显示，年龄是影响促黄体生成素释放激素类似物（LHRHa）效果的关键因素。在化疗和（或）TAM 基础上联用 LHRHa，年龄 < 40 岁亚组可减少 25.2% 的复发风险和 28.3% 的死亡风险，而年龄 > 40 岁亚组的这一获益仅为 3.9% 和 7.5%。进一步对年龄的分层分析发现，< 35 岁组获益最多（HR=0.66），其次为 35 ~ 39 岁组（HR=0.77），> 40 岁组则无明显获益。可见，年龄既是与正常女性卵巢生理功能直接相关的因素，又是一个与治疗相关的危险因素。

St.Gallen 共识专家组认为，绝经前乳腺癌患者辅助内分泌治疗联合 OFS 时，需要考虑的主要因素有年龄 ≤ 35 岁、淋巴结 ≥ 4 个。多数专家认为基因检测提示高风险可以作为推荐联合 OFS 的因素。

27. OFS 是联合 TAM 还是 AI：针对不同危险度的分层治疗

具有 OFS 获益指征的患者是联合 TAM 或是 AI，需结合患者不同的复发风险。

TEXT-SOFT 联合分析结果提示 OFS 联合内分泌治疗在绝经前低、中、高危乳腺癌患者中全线获益，OFS+AI 显著优于 OFS ± TAM，经过 9 年中位随访后，相较于 TAM+OFS，AI+OFS 可持续降低复发风险（86.8% *vs.* 82.8%，$P < 0.001$）。STEEP 分析显示，随着复发风险增加，OFS+AI 可带来更显著的改善，其中高风险乳腺癌患者的 8 年无远处复发生存期（DRFS）率可达 15% 以上。STEEP 分析指出，OFS+AI 获益的相关因素包括年龄 ≤ 35 岁、≥ 4 个淋巴结转移、组织学分级为 3 级。具有以上因素的乳腺癌患者，初始内分泌治疗推荐 OFS+AI 5 年。

类似的临床研究如 ABCSG-12 研究选择了较低危的乳腺癌患者（中位年龄 45 岁、T1 期患者占 75%、淋巴结阴性患者占 66%、组织学分级 1 级或 2 级占 75%），中位随访 62 个月，OFS+TAM 与 OFS+ AI（阿那曲唑）无病生存率和总体生存率相似（*HR* 分别为 1.08 和 1.75），后者可能更差。可见，高危乳腺癌患者更能够从 OFS 联合 AI 治疗中获益，而低危患者则获益较小。

因此，我们主张对于绝经前乳腺癌患者，如存在年龄 < 35 岁、≥ 4 个淋巴结转移、组织学分级为 3 级等高危复发风险因素，辅助内分泌治疗推荐 OFS 联合 AI；而对于淋巴结转移 1 ～ 3 个的中等复发风险患者，辅助内分泌治疗推荐 OFS 联合 TAM。符合 Monarch E 研究高危复发风险的患者，还需要在标准内分泌治疗基础上联合阿贝西利治疗 2 年。

28. 完成 5 年初始辅助内分泌治疗后的强化治疗

激素受体阳性早期乳腺癌患者存在术后 2 ～ 3 年和 7 ～ 8 年两个复发高峰。早期乳腺癌研究协作组（EBCTGG）对多项大型临床研究长期随访的数据进行荟萃分析后发现，5 年 TAM 治疗能够在用药后最初 10 年减少 50% 的复发风险。接受 TAM 治疗 5 年的患者，在乳腺癌诊断后至少 15 年内仍存在相当高的复发和死亡风险，50% 以上的复发和大约 67% 的死亡都发生在停药后的 10 年内。ATAC 和 BIG1-98 研究显示，50% 以上的复发发生在辅助内分泌治疗满 5 年停药后。这些现象都提示了延长内分泌治疗的需求和重要性。

ATLAS、aTTOM 两个大型随机对照研究，共同证实与 5 年 TAM 相比，10 年 TAM 可以进一步降低乳腺癌复发率。因此，对于初始选择 TAM 辅助内分泌治疗且完成 5 年 TAM 治疗仍未绝经、需要延长治疗的乳腺癌患者，推荐延长 TAM 内分泌治疗至满 10 年。

MA17 临床研究显示已完成 TAM 治疗 4.5 ～ 6 年的早期乳腺癌患者，继续接受来曲唑治疗能够显著减少复发和对侧乳腺癌的发生，在淋巴结阳性亚组中观察到 OS 的获益。NSABPB-14 临床研究入组了 1172 例激素受体阳性但无淋巴结转移的乳腺癌患者，结果显示 10 年内分泌治疗并不优于 5 年，提示对于低复发风险的乳腺癌患者，5 年内分泌治疗可能已经足够。

因此，对于内分泌治疗期间耐受性良好、初诊时有一定复发风险的乳腺癌患者，可以延长内分泌治疗至满 10 年。这些复发风险因素包括淋巴结转移、组织学分级为 3 级、初诊年龄 < 35 岁、Ki-67 指数偏高或者肿块 > 2 cm。

29. 绝经前 ER 弱阳性（阳性率为 1% ~ 9%）乳腺癌患者是否需要使用 OFS

目前国际和国内指南均推荐对激素受体免疫组化染色阳性（阳性率 > 1%）乳腺癌患者使用辅助内分泌治疗，对于存在高复发风险的绝经前乳腺癌患者，推荐内分泌治疗联合 OFS，但并未明确激素受体表达弱阳性乳腺癌患者联合 OFS 的意义。首先，在 ABCSG-12 研究中，将激素受体（包括雌激素受体和孕激素受体）≥ 10% 定义为阳性患者纳入研究，并具体定义 10% ~ 50% 阳性为激素受体低表达，51% ~ 80% 阳性为中度表达，81% ~ 100% 阳性为高表达。SOFT&TEXT 研究的纳入标准也是激素受体 ≥ 10% 阳性。其次，在评估激素受体阳性 HER-2 阴性乳腺癌 ER 界值和临床意义的研究中指出，ER < 10% 阳性乳腺癌患者的疾病生物学行为类似于三阴性乳腺癌。最后，国内一项真实世界研究纳入了 1 万余例 Ⅰ ~ Ⅲ 期乳腺癌患者，激素受体阳性率为 1% ~ 9% 的比例为 2.7%，结果显示接受和不接受辅助内分泌治疗患者的 5 年无复发生存率基本相似。

鉴于目前缺乏激素受体阳性率为 1% ～ 9% 乳腺癌患者从 OFS 获益的证据，不推荐在此类患者中使用 OFS，建议这类患者可以依照激素受体阴性乳腺癌患者选择辅助化疗。辅助化疗结束后，对于绝经前 ER 弱阳性乳腺癌患者，建议单用 TAM 治疗，如应用过程中 TAM 不能耐受，可以停用。

30. OFS 治疗期间是否需要常规监测性激素水平

对于计划进行 OFS 联合 AI 或 TAM 治疗的乳腺癌患者，辅助化疗诱导的月经状态改变，可能造成后续内分泌治疗方案的选择障碍。在 SOFT 研究中，要求入组患者若计划进行化疗，需要在化疗后 8 个月内经雌二醇水平确认达绝经前水平才可以入组进行随机化，然而在临床实践中无法照此操作。正如前述观点中提到的，应在化疗开始前评估危险因素，决定辅助内分泌治疗方案，因此也应在化疗前判断患者是否绝经，选择内分泌治疗方案。

对于需要药物性 OFS 治疗的乳腺癌患者，无须在药物性 OFS 治疗过程中监测激素水平。这是由于：①对于适合 OFS 治疗的这部分年轻乳腺癌患者，化疗对月经的影响大多可逆，大部分患者在停止化疗后 4 ～ 6 个月可恢复月经，如果在化疗后对激素水平进行反复检测，以判定是否处于绝经前状态，进而决定是否进行 OFS 治疗既不可靠又延误了后续治疗，因此，在化疗开始前判断患者的月经状态更为合理。②药物研究显示，使用 LHRHa 进行药物性 OFS 治疗，2～3 周即可将雌激素抑制到绝经后水平。③雌激素水平随自然生理周期波动，在 OFS 治疗的基础上联用其他内分泌药物也会影响雌激素水平。④根据现有研究结果，目前我国女性在不同生理阶段尚无公认、权威激素正常值，因此激素水平的检测结果无法直接代表患者的绝经状态。

因而，应根据化疗前的卵巢功能状态，制定辅助内分泌治疗方案。对于化疗前未绝经、需要应用 OFS 联合内分泌治疗的乳腺癌患者，建议在化疗结束后直接序贯使用 OFS，不推荐通过激素检测决定使用 OFS 与否，也不建议在进行药物 OFS 期间常规监测性激素水平，且不建议根据检测的激素水平来做治疗的决定。

31. CDK4/6 抑制剂阿贝西利联合内分泌强化治疗的适宜人群

Monarch E 研究是一项评估标准辅助内分泌治疗基础上联合 CDK4/6 抑制剂阿贝西利治疗 2 年是否能够提高无复发生存率的研究。该研究纳入了淋巴结转移≥4 个，或淋巴结转移 1～3 个但具有其他高危因素（肿块≥5 cm、组织学分级为 3 级、Ki-67 指数≥20%）的激素受体阳性早期乳腺癌患者，在辅助化疗结束后行辅助内分泌治疗基础上联合阿贝西利治疗 2 年，可以降低患者的复发风险，2 年的生存获益绝对值达 3.5%。因此，对于符合以上高危复发风险的早期乳腺癌患者，我们建议在标准辅助内分泌治疗基础上联合 2 年的阿贝西利治疗。

32. 内分泌治疗常见的不良反应及对症处理

根据作用机制不同，内分泌治疗药物分为选择性 ER 调节剂（SERM）、芳香化酶抑制剂、卵巢去势（LHRHa 或手术）、孕激素类药物等，不同类别药物的不良反应不同。

选择性 ER 调节剂通过与雌激素竞争性结合 ER，阻断雌激素相关基因的表达，从而抑制肿瘤细胞的分裂和增生，代表药物有 TAM、托瑞米芬及甾体类复合物 ER 下调剂氟维司群。

TAM 常见的不良反应包括子宫内膜增厚、脂肪肝、血脂异常、卵巢囊肿，偶见眼毒性。其中 TAM 引起的子宫内膜增厚及潜在的引发子宫内膜癌的风险最受关注。TAM 具有部分雌激素受体激活作用，可对子宫内膜产生影响，可能的病理变化包括子宫内膜息肉样增生、子宫内膜息肉、子宫内膜不典型增生、子宫内膜癌。TAM 使用时间长、绝经后、阴道不规则出血的乳腺癌患者，发生子宫内膜病变的风险增加。TAM 引起的眼毒性包括视网膜病变、角膜病变、黄斑裂孔，病变机制尚不完全明确，在合并糖尿病等易引起视网膜病变的疾病时更易漏诊。

内分泌治疗开始前应进行妇科检查，包括利用超声检查子宫内膜厚度，除外治疗前病变。在 TAM 治疗期间，应至少每

12 个月进行 1 次妇科检查。美国妇产科协会建议，对于绝经后接受 TAM 治疗的乳腺癌患者，应增加妇科监测次数，尤其是出现阴道不规则出血等相关症状时；如发现子宫内膜增厚（厚度＞8 mm）建议行子宫内膜活检，宫腔镜下活检可以提高取材准确性；当子宫内膜厚度为 5 ～ 8 mm 时，应结合其他危险因素进行综合分析，以决定是否进行子宫内膜活检。

而对于绝经前乳腺癌患者，正常月经周期子宫内膜厚度有正常的生理变化。化疗期间闭经乳腺癌患者，化疗后可能因即将恢复月经而出现子宫内膜增厚，恢复月经后增厚的子宫内膜脱落，因此，在临床实践中，对于化疗后月经正常或暂时闭经的年轻乳腺癌患者，如无其他高危因素，无须增加子宫内膜的监测次数。我们建议遵循并严格把握上述指征，避免过度检查及创伤性操作。

托瑞米芬与 TAM 疗效和不良反应非常相似。也有研究数据表明，托瑞米芬部分不良反应较 TAM 更轻。因此，患者服用 TAM 过程中如出现相应的不良反应，可以酌情尝试换为托瑞米芬。

氟维司群不良反应较轻微，主要表现为乏力、潮热、关节疼痛、皮疹、食欲减退及注射部位轻微的一过性疼痛和炎症等。

芳香化酶抑制剂最常见的不良反应是关节疼痛、骨质疏松，高血压和血脂异常也较为常见，妇科症状和面部潮红较 TAM 少见。在 SOFT、TEXT 研究中，OFS+AI 或 OFS+TAM 的主要不良事件与 AI 及 TAM 在绝经后乳腺癌患者中使用的不良反应谱相似，其中 OFS+AI 组多见骨质疏松、骨折、阴道干燥，OFS+TAM 组多见血栓症状、潮热和盗汗。另外，OFS 是人工绝经的一种方法，较自然绝经更易因快速雌激素水平下降而出现"更年期综合征"症状。SOFT-QoL 研究显示，两种含 OFS 的辅助内分泌治疗方案中，3 ~ 4 度不良事件的发生率相当，但相比 TAM 单药明显增加。故更多治疗期间"更年期症状"来自于药物性 OFS 的使用，而非 TAM 或 AI。

孕激素类药物是复发转移阶段常用的内分泌药物，常见的不良反应是库欣综合征，其是由于孕激素引起肾上腺皮质长期分泌过多糖皮质激素造成的相关综合征，表现为食欲增加、满月脸、向心性肥胖，同时继发痤疮、高血压、高血糖和骨质疏松，部分患者可能出现阴道出血。少见的不良反应包括静脉血栓，因此有血栓栓塞性疾病、脑卒中病史的患者禁忌使用孕激素类药物。

内分泌治疗的不良反应均较轻，但多数情况下需长期连续使用，因此其不良反应不可轻视，需要密切观察并积极防治。我们建议对于用药期间出现的不良反应，应鉴别与之相关的药物，并进行全身或局部的针对性处理，可积极改善生活方式，进行适量中等强度运动。局部处理包括对有阴道症状者使用局部软膏和对骨关节疼痛进行对症处理；植物提取物（如莉芙敏）可以改善潮热、出汗等低雌激素症状；对于使用 OFS 和 AI 的乳腺癌患者，建议服用钙剂和维生素 D；对于出现骨密度改变达到治疗标准者，可加用双膦酸盐类药物、地舒单抗等骨改良药物以减少骨质流失。对于潮热、盗汗、焦虑等更年期综合征相关症状经积极对症处理仍无法耐受者，建议停用 OFS，除外禁忌可换为 TAM 治疗。

33. AI 或 TAM 辅助治疗的换药策略

大部分乳腺癌患者均可较好地耐受 TAM 及 AI 治疗。TAM 的不良反应主要包括面部潮红、阴道出血、阴道排液，较严重的不良反应包括静脉血栓形成、子宫内膜癌，眼毒性反应较少发生。有肺栓塞史及深静脉血栓形成史的乳腺癌患者禁用 TAM。延长内分泌治疗是增加肺栓塞、子宫内膜癌发病风险的危险因素。

AI 的不良反应通常表现为高血压、血脂异常、关节疼痛、骨质疏松。和 TAM 的不良反应相比，妇科症状和面部潮红较少见。Meta 分析结果显示，AI 治疗子宫内膜癌发生率低（AI 组为 0.4%、TAM 组为 0.2%），但骨折发生率高（AI 组为 8.2%、TAM 组为 5.5%）。

内分泌治疗中眼部病变虽然罕见，但亦应引起重视。TAM 眼毒性包括视网膜病变、角膜病变、黄斑裂孔，病变机制尚不完全明确，在合并糖尿病等易引起视网膜病变的疾病时更易漏诊，在乳腺癌患者出现视觉改变时应考虑到药物引起的可能。AI 引起眼部病变的研究较少，但亦有使用 AI 增加视网膜出血的小样本研究，可能与雌激素水平下降引起的血管病变有关。

在使用 AI 和 TAM 的过程中，应指导患者正确应对药物不良反应，监测严重不良反应的发生。如患者不能耐受，可以考虑短时（2～4 周）停药，判断反应是否与药物相关，再考虑替换为另一类药物，即 TAM 更换为 AI 或 AI 更换为 TAM。

34. 促性腺激素释放激素类似物是否可以与化疗合用

不同的化疗药物会在不同程度上损伤卵巢功能。理论上，促性腺激素释放激素类似物（GnRHa）可通过多种机制对卵巢功能起到保护作用，包括：①通过减少促性腺激素分泌从而减少原始卵泡进入分化期，进而抑制卵巢活动，使处于抑制状态的卵巢对化疗有更强的耐受性；②促性腺激素分泌不足的环境可减少卵巢灌流和化疗对卵巢的作用；③上调如 1- 磷酸鞘氨醇等性腺内抗细胞凋亡分子等。

在有效性数据方面，POEMS 研究为避免后续内分泌治疗的影响，遂针对激素受体阴性患者进行了化疗联用 GnRHa 的研究，结果显示 GnRHa 联合化疗显著降低了卵巢功能损害并提高了妊娠率。同时在探索性终点中，联合治疗显著改善 DFS（P=0.04）和 OS（P=0.05）。TEXT 分析中将 GnRHa 治疗与化疗同时期开展，较 SOFT 研究中化疗后序贯 GnRHa，两者在复发、生存等有效性数据方面无统计学显著差异。

因此，我们认为对于 HR 阴性乳腺癌患者，如有卵巢保护需求和生育需求，可在化疗期间联合使用 GnRHa 类药物。而对于 HR 阳性乳腺癌患者，目前 GnRHa 同步化疗缺乏随机对照研究对生存获益的证据，考虑卫生经济学、风险 / 获益比因素，原则上不建议将 GnRHa 与化疗合用。

35. 激素受体阳性 HER-2 阴性转移性乳腺癌的一线解救治疗：内分泌治疗还是化疗

内分泌治疗通过阻止雌激素与雌激素受体的结合而发挥抗肿瘤活性，是 HR 阳性 HER-2 阴性乳腺癌重要的治疗方法。早在2006 年，笔者结合国际指南指出，对于激素敏感型复发转移乳腺癌，尤其是疾病发展缓慢、内脏转移且无相关症状者首选内分泌治疗。然而，曾经的临床实践中接受化疗的乳腺癌患者比例偏高（那个年代没有超越化疗的内分泌治疗方案）。

笔者所在团队进行的一项多中心真实世界研究，纳入1996—2018 年接受一线治疗的 HR 阳性 HER-2 阴性复发转移乳腺癌患者 1877 例，结果显示，一线接受化疗的患者比例为64.7%，而接受内分泌治疗的比例仅为 35.3%。可喜的是内分泌治疗的比例逐渐上升，由 1996—2005 年的 25.4% 上升至 2016—

2018 年的 44.6%。这与内分泌治疗药物的进步、新型靶向药物如 CDK4/6 抑制剂、组蛋白脱乙酰酶（HDAC）抑制剂的应用有关。

化疗和内分泌治疗应用于 HR 阳性 HER-2 阴性复发转移乳腺癌的随机对照研究较少。在单用内分泌治疗时代，多项大型回顾性研究和 Meta 分析结果表明，对于 HR 阳性 HER-2 阴性复发转移乳腺癌，一线治疗选择化疗或内分泌治疗的无进展生存期和总生存期基本相似，然而内分泌治疗的不良反应更轻、患者的生活质量更好。

随着新型靶向药物的出现，一系列临床研究证实了内分泌治疗联合靶向治疗显著优于单纯内分泌治疗。对于既往未应用内分泌治疗或对内分泌治疗敏感人群，内分泌治疗联合 CDK4/6 抑制剂的中位无进展生存期（mPFS）为 24.8 ～ 28.2 个月。即使是既往内分泌治疗失败的患者，内分泌治疗联合 CDK4/6 抑制剂的 mPFS 也为 11.2 ～ 15.7 个月。而一线治疗使用含紫杉类药物化疗患者的 mPFS 时间仅为 8.1 ～ 11.0 个月。

因此，HR 阳性 HER-2 阴性复发转移乳腺癌的一线解救治疗，需结合患者的既往治疗方案、无病生存期和肿瘤负荷进行选择，如既往内分泌治疗耐药、肿瘤急剧进展、需要快速退缩肿瘤以缓解病情的情况，首选化疗。对于肿瘤发展缓慢、既往内分泌治疗获益的乳腺癌患者，首选内分泌治疗联合靶向治疗。

36. 不同辅助内分泌治疗失败患者的解救内分泌治疗

一线内分泌治疗方案需根据既往内分泌治疗情况进行分层。

在复发转移乳腺癌的一线内分泌治疗中，第三代芳香化酶抑制剂较 TAM 延长了无病生存时间，提高了客观缓解率。对于绝经后、激素受体阳性复发转移乳腺癌、未经内分泌治疗者或 TAM 辅助内分泌治疗失败者，一线内分泌治疗首选芳香化酶抑制剂。PALOMA-2 研究、MONALEESA-2 研究、MONARCH plus 研究 A 队列均纳入了既往未经内分泌治疗和接受过辅助 TAM 治疗的乳腺癌患者，研究结果一致显示，AI 联合 CDK4/6 抑制剂相比单药 AI，PFS 显著延长。因此，对于既往未曾接受过内分泌治疗或既往 TAM 治疗后的乳腺癌患者，推荐应用 AI 联合 CDK4/6 抑制剂治疗。

氟维司群与 AI 相比的疗效优势在 FANCOL 研究、FIRST 研究中均得到证实。Global CONFIRM 和 China CONFIRM 研究均纳入了经 AI 治疗后的复发转移乳腺癌患者，其中 China CONFIRM 研究中经 AI 治疗亚组证实了氟维司群 500 mg 对于 AI 治疗后患者的临床优势。PALOMA-3 研究、MONARCH2 研究、MONARCH plus 研究 B 队列、DAWNA-1 研究均纳入了既往接受过内分泌治

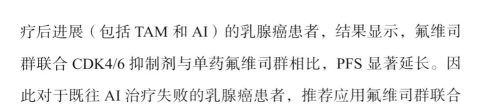

疗后进展（包括 TAM 和 AI）的乳腺癌患者，结果显示，氟维司群联合 CDK4/6 抑制剂与单药氟维司群相比，PFS 显著延长。因此对于既往 AI 治疗失败的乳腺癌患者，推荐应用氟维司群联合 CDK4/6 抑制剂治疗。

ACE 研究结果提示绝经后激素受体阳性 HER-2 阴性既往接受过 TAM 或者非甾体类 AI 治疗失败的晚期乳腺癌，HDAC 抑制剂西达本胺联合依西美坦较单药依西美坦可以显著延长 PFS，客观缓解率和临床获益率方面也明显优于单药依西美坦。西达本胺应用于晚期乳腺癌的适应证已获批。同时，基于 ACE 研究结果，依西美坦联合西达本胺方案也被推荐应用于 TAM 或非甾体类 AI 治疗失败的乳腺癌患者。

因此，对于不同辅助内分泌治疗失败的乳腺癌患者，应根据相应分层进行治疗选择。不同类别靶向药物作用机制、患者的临床获益情况不同，需要结合患者的个体情况进行选择。

37. 如何合理选择不同的 CDK4/6 抑制剂

目前已在国内上市的 CDK4/6 抑制剂包括阿贝西利、哌柏西利和达尔西利，均获批应用于激素受体阳性 HER-2 阴性复发转移乳腺癌，三种药物的用法和获批适应证见表 1。

表1 三种药物的用法和获批适应证

	阿贝西利	哌柏西利	达尔西利
FDA批准适应证	①与AI联合用于绝经后复发转移乳腺癌的初始内分泌治疗；②与氟维司群联合用于既往在内分泌治疗后进展的乳腺癌患者；③作为单药用于既往在内分泌治疗和化疗后进展的难治性乳腺癌患者；④联合内分泌治疗用于淋巴结阳性高危复发风险乳腺癌的辅助治疗	①与AI联合用于绝经后复发转移乳腺癌的初始内分泌治疗；②与氟维司群联合用于既往在内分泌治疗后进展的乳腺癌患者	无
国家药品监督管理局批准适应证	①与AI联合用于绝经后复发转移乳腺癌的初始内分泌治疗；②与氟维司群联合用于既往在内分泌治疗后进展的乳腺癌患者；③联合内分泌治疗用于淋巴结阳性高危复发风险乳腺癌的辅助治疗	与AI联合用于绝经后复发转移乳腺癌的初始内分泌治疗	与氟维司群联合用于既往在内分泌治疗后进展的乳腺癌患者
用法用量	150 mg，2次/日	125 mg，1次/日，服21天休7天	150 mg，1次/日，服21天休7天
是否医保	是	否	否

注：不同类别CDK4/6抑制剂的作用机制、用法用量、不良反应和获批适应证均不完全相同，因此需根据患者的个体情况选择适合的CDK4/6抑制剂和内分泌药物。

38. CDK4/6 抑制剂的不良反应

CDK4/6 抑制剂的不良反应包括血液学毒性、肝肾功能损伤、腹泻，其他不良反应如间质性肺炎、静脉血栓也不容忽视。三种药物的不良反应发生率见表 2（参考说明书及部分已发表的临床研究数据）。

临床研究显示，哌柏西利和达尔西利最常见的不良反应是中性粒细胞减少，对于骨髓基础功能欠佳的乳腺癌患者，需要谨慎选择哌柏西利、达尔西利及其初始剂量；而阿贝西利常见的不良反应是腹泻，有 5% 的使用者会发生静脉血栓，要谨慎用于胃肠道疾病、合并静脉血栓或高凝状态的乳腺癌患者；达尔西利可能引起 Q-T 间期延长，应谨慎使用于合并心血管疾病尤其是心律失常的乳腺癌患者。在肝脏毒性方面，哌柏西利和达尔西利引起 ALT、AST 升高的比例相对偏低，尤其是达尔西利引起 3 ～ 4 级转氨酶升高的比例仅为 0.4%，对于合并基础肝脏疾病的乳腺癌患者，可优先考虑使用达尔西利。

表 2　三种药物常见不良反应的发生率

	哌柏西利	阿贝西利	达尔西利
中性粒细胞减少			
任何级别	78.8% ～ 79.5%	44.6% ～ 80.0%	97.9%
3 ～ 4 级	62.0% ～ 66.5%	18.6% ～ 26.4%	84.2%

（续表）

	哌柏西利	阿贝西利	达尔西利
ALT 升高			
任何级别	10.6%	9.5% ～ 34.6%	15.0%
3 ～ 4 级	2.2%	1.6% ～ 5.9%	0
AST 升高			
任何级别	11.4%	9.2% ～ 34.6%	20.0%
3 ～ 4 级	2.9%	2.3% ～ 4.4%	0.4%
腹泻			
任何级别	19.1% ～ 26.1%	78.8% ～ 82.2%	6.3%
3 ～ 4 级	1.4%	1.9% ～ 7.6%	0
间质性肺炎			
任何级别	1.4%	2.7%	—
3 ～ 4 级	0.1%	0.3%	—
静脉血栓			
任何级别	—	2.0% ～ 5.0%	—
3 ～ 4 级	—	1.2%	—
Q-T 间期延长			
任何级别	—	—	7.7%
3 ～ 4 级	—	—	0.7%

39. CDK4/6 抑制剂不良反应的对症处理

CDK4/6 抑制剂常见的不良反应包括骨髓抑制、腹泻和肝损伤，用药期间需要监测血常规、肝肾功能，并积极防治腹泻。

CDK4/6 抑制剂通过诱导细胞周期阻滞而影响细胞增生，并不降低总骨髓细胞数或导致细胞死亡，因此其引起的骨髓抑制是可逆的。基于以上机制，CDK4/6 抑制剂引起的中性粒细胞和白细胞减少可以通过停药、推迟用药或者减量来有效管理。哌柏西利和达尔西利相关的中性粒细胞减少症发生的中位时间是开始用药后 15 天，一般不合并发热、感染，大部分 3 级或以上中性粒细胞减少症在暂停用药中位 7 天后可以缓解；阿贝西利首次出现 3 ～ 4 级中性粒细胞减少症的中位时间为 29 ～ 33 天，经暂停用药中位 11 ～ 15 天后可以缓解。随着治疗周期的增加，CDK4/6 抑制剂引起中性粒细胞减少的发生率和严重程度呈下降趋势。

哌柏西利和阿贝西利用药期间如反复出现 3 级或以上中性粒细胞减少或者 3 级或以上中性粒细胞减少伴发热，建议暂停药物直至恢复至≤ 2 级，重新开始用药需下调 1 个剂量水平。哌柏西利的起始推荐剂量为 125 mg（口服 1 次 / 日），第 1 次和第 2 次下调剂量分别为 100 mg（口服 1 次 / 日）、75 mg（口服 1 次 / 日）。达尔西利的起始推荐剂量是 150 mg（口服 1 次 / 日），第 1 次和第 2 次下调剂量是 125 mg（口服 1 次 / 日）、100 mg（口服 1 次 / 日）。

腹泻是阿贝西利常见的不良反应，治疗开始至首次腹泻事件发生的中位时间为第 6 ～ 8 天，随着治疗周期的延长，腹泻的发生率和严重程度显著降低。洛哌丁胺是治疗腹泻的标准推荐药物，一旦出现稀便，即开始使用止泻药物，并调整饮食，避免冷硬、油腻食物，并适当增加液体摄入量。如果腹泻仍不能控制，大便次数较正常情况下每日增加 4 次以上，需停用阿贝西利，待腹泻完全缓解后恢复阿贝西利口服。如果在积极止泻对症处理的情况下，大便次数较正常情况下仍增加 7 次 / 日以上，需停用阿贝西利，待腹泻完全缓解后恢复使用阿贝西利时需降低 1 个剂量水平。阿贝西利的起始推荐剂量为 150 mg（口服 2 次 / 日），第 1 次、第 2 次下调剂量分别是 100 mg（口服 2 次 / 日）、50 mg（口服 2 次 / 日）。

CDK4/6 抑制剂引起的肝损伤多数表现为无症状的转氨酶升高，不同药物引起的转氨酶升高发生比例有所不同，建议用药期间监测转氨酶、直接胆红素和间接胆红素等指标。监测频率为治疗前及最初用药 2 个月内每 2 周 1 次，后续治疗期间每月 1 次。按照分级原则进行肝损伤的对症处理，1 级无须调整剂量，2 ～ 3 级暂停用药加用保肝药物对症治疗。持续或反复发作的 2 级肝损伤或者出现 3 级肝损伤，待转氨酶下降至正常或 1 级后应降低 1 个剂量水平。

CDK4/6 抑制剂引起静脉血栓、Q-T 间期延长及间质性肺炎发生的比例较低，但用药期间仍需警惕。如果用药期间出现肢体肿胀、疼痛等血栓表现，或者突发呼吸困难、胸痛等，可能为肺动脉栓塞的表现，需要考虑到药物相关的可能，需要立即就诊处置。达尔西利的临床研究有 Q-T 间期延长的报道，用药前需评估心脏状况，了解是否正在接受可能延长 Q-T 间期的伴随药物，建议在治疗开始前、首个疗程第 14 天、以后每个疗程治疗前及有临床提示时，进行心电图检查。另外，CDK4/6 抑制剂用药期间如有咳嗽、呼吸困难等不适，需要警惕间质性肺炎发生的可能。

40. CDK4/6 抑制剂治疗失败后的临床选择

随着 CDK4/6 抑制剂在高复发风险乳腺癌辅助内分泌及复发转移阶段中的普遍使用，越来越多的乳腺癌患者面临 CDK4/6 抑制剂治疗失败后的临床选择问题。然而，CDK4/6 抑制剂治疗失败后，目前尚无标准治疗推荐，多数研究仍在进行中。

美国一项多中心观察性研究报道了阿贝西利治疗经哌柏西利治疗后进展的晚期乳腺癌患者的临床结局，研究纳入 87 例患者，大多数哌柏西利治疗失败的患者（71.3%）在接受阿贝西利治疗前至少间隔 1 个非 CDK4/6 抑制剂方案。结果显示哌柏西利治疗失败后使用阿贝西利的 mPFS 为 5.3 个月，中位总生存期为 17.2 个月，这与 MONARCH-1 研究阿贝西利单药治疗难治型激素受体阳性 HER-2 阴性晚期乳腺癌的结果相似。

复旦大学附属肿瘤医院王碧芸教授开展的一项多中心回顾性研究报道了哌柏西利治疗失败后的临床治疗选择和治疗结局。研究纳入 200 例经哌柏西利治疗后进展乳腺癌患者。其中，73.5% 的患者接受了化疗（包括紫杉类、卡培他滨、长春瑞滨等），

26.5% 接受了内分泌治疗（包括内分泌治疗联合依维莫司、内分泌治疗联合西达本胺），结果显示总体人群的 mPFS 为 5.5 个月，接受化疗和内分泌治疗人群的 mPFS 无显著差异（5.6 个月 *vs.* 4.6 个月，P=0.669）。对于既往哌柏西利不敏感的患者，接受化疗的 mPFS 更长（6.3 个月 *vs.* 2.4 个月，P=0.006）；而对于既往哌柏西利敏感的患者，接受化疗和内分泌治疗的 mPFS 无显著差异（5.0 个月 *vs.* 8.1 个月，P=0.085）。

目前国内外针对 CDK4/6 抑制剂治疗失败后的临床选择的前瞻性研究多数仍在进行中。2022 年 ASCO 会议报道了 ELAINE2 研究和 MAINTAIN 研究的初步结果。ELAINE2 研究是一项 Ⅱ 期多中心研究，探索了新型雌激素受体调节剂 laspfoxifene（LAS）联合阿贝西利应用于既往内分泌治疗进展的 *ESR1* 突变的激素受体阳性 HER-2 阴性复发转移乳腺癌的安全性和有效性。纳入人群中有 96.6% 接受过 CDK4/6 抑制剂治疗，结果显示，在纳入的 29 例患者中，mPFS 达 13.0 个月，临床获益率达 69.0%，在有可测量病灶的患者中客观缓解率达 50%。

MAINTAIN 研究是一项随机前瞻性 Ⅱ 期研究，旨在探索氟维司群或依西美坦联合或不联合 ribociclib 治疗经 CDK4/6 抑制剂治疗进展的激素受体阳性 HER-2 阴性复发转移乳腺癌的安全性和疗效。结果显示，与单药内分泌治疗相比，氟维司群或依西美坦联合 ribociclib 组患者的 PFS 改善有统计学意义（mPFS：5.3 个

月 *vs.* 2.8 个月，*HR*=0.56，*P*=0.004）。这提示，CDK4/6 抑制剂治疗进展后，与单药内分泌治疗相比，内分泌治疗基础上联合 ribociclib 有显著的 PFS 获益。

DESTINY-Breast04 是 2022 年 ASCO 会议的另一项重磅研究，其评估了新型抗体偶联药物（antibody-drug conjugate，ADC）德喜曲妥珠单抗（trastuzumab deruxtecan，T-DXd 或 DS-8201）与医生选择化疗方案应用于 HER-2 低表达复发转移乳腺癌的疗效和安全性。研究纳入 557 例患者，激素受体阳性患者比例为 88.7%，其中 70% 的患者既往接受 CDK4/6 抑制剂治疗失败。结果显示 HR 阳性患者人群中，T-DXd 治疗组的 mPFS 达 10.1 个月，显著优于化疗组（mPFS 5.4 个月）。这一临床研究结果为 CDK4/6 抑制剂治疗失败后的 HER-2 低表达乳腺癌患者提供了有效的治疗选择，开辟了新的治疗方向。

因此，临床中对于 CDK4/6 抑制剂治疗失败的乳腺癌患者，推荐应用内分泌联合另一种作用机制的 CDK4/6 抑制剂或者内分泌联合西达本胺，化疗是可选方案，也可以参加严格设计的临床研究。而对于 HER-2 低表达的乳腺癌患者，新型 ADC 药物疗效突出，是未来重要的治疗方向之一。

41. 西达本胺的适应证

ACE 研究纳入了既往接受过 TAM 或非甾体类 AI 治疗失败

的绝经后晚期乳腺癌患者，结果显示 HDAC 抑制剂西达本胺联合依西美坦，较单药依西美坦可以显著延长 PFS，客观缓解率和临床获益率方面也明显优于单药依西美坦。西达本胺应用于晚期乳腺癌的适应证已获批，因此对于 TAM 或非甾体类 AI 治疗失败的激素受体阳性 HER-2 阴性复发转移乳腺癌，推荐使用依西美坦联合西达本胺方案。西达本胺的服用方法为 30 mg、口服、每周 2 次（每 2 次服药间隔不短于 3 天）。

42. 西达本胺不良反应的对症处理

临床研究中观察到西达本胺相关的常见不良反应包括血液学毒性、乏力、恶心、呕吐、食欲下降、腹泻、转氨酶升高、电解质异常和血脂升高。ACE 研究中，≥ 3 级中性粒细胞、白细胞、血小板和血红蛋白下降的比例分别为 51%、18%、27% 和 4%；各级别恶心、呕吐、食欲下降和腹泻的发生率分别 25%、14%、17% 和 20%。

组蛋白脱乙酰酶等表观遗传因子在造血干细胞向成熟血细胞分化和生长过程中发挥着重要作用，而 HDAC 抑制剂西达本胺可抑制 HDAC 阻滞造血细胞周期，表现为外周血三系减少。西达本胺引起的血液学不良反应多数发生于首次服药 6 周内，通过短暂停药多数患者可在 10 天内恢复至基线水平，是可逆、可控的。首次用药的前 6 周需密切监测血常规、肝肾功能和电解质。

恶心、呕吐症状可能会影响患者服药的依从性，因此在出现相关症状后可以预防性给予止吐等对症治疗药物。此外，餐后服用西达本胺的平均血药浓度高于空腹使用，且胃肠道反应较小，建议餐后半小时服用。

如出现不良反应，则需按照分级原则对症处理：如出现3~4级血液学毒性，需要暂停使用西达本胺，必要时给予支持治疗，如血细胞生长因子恢复至1级后，可以酌情原剂量或者降低至20 mg每周2次；如出现3~4级非血液学毒性，需要暂停用药，并积极对症处理，待恢复至1级后，降低至20 mg每周2次，如降低剂量后再次发生3级或以上不良反应，则应停止治疗。

（袁　洋）

参考文献

1. SPRING L M，GUPTA A，REYNOLDS K L，et al. Neoadjuvant endocrine therapy for estrogen receptor-positive breast cancer：a systematic review and meta-analysis. JAMA Oncol，2016，2（11）：1477-1486.

2. SEMIGLAZOV V F，SEMIGLAZOV V V，DASHYAN G A，et al. Phase 2 randomized trial of primary endocrine therapy versus chemotherapy in postmenopausal patients with estrogen receptor-positive breast cancer. Cancer，2007，110（2）：244-254.

3. ALBA E, CALVO L, ALBANELL J, et al. Chemotherapy（CT）and hormonotherapy（HT）as neoadjuvant treatment in luminal breast cancer patients：results from the GEICAM/2006-03, a multicenter, randomized, phase-II study. Ann Oncol, 2012, 23（12）：3069-3074.

4. ELLIS M J, COOP A, SINGH B, et al. Letrozole is more effective neoadjuvant endocrine therapy than tamoxifen for ErbB-1- and/or ErbB-2-positive, estrogen receptor-positive primary breast cancer：evidence from a phase III randomized trial. J Clin Oncol, 2001, 19（18）：3808-3816.

5. SMITH I E, DOWSETT M, EBBS S R, et al. Neoadjuvant treatment of postmenopausal breast cancer with anastrozole, tamoxifen, or both in combination：the immediate preoperative anastrozole, tamoxifen, or combined with tamoxifen（IMPACT）multicenter double-blind randomized trial. J Clin Oncol, 2005, 23（22）：5108-5116.

6. NITZ U A, GLUZ O, KÜMMEL S, et al. Therapy response and 21-gene expression assay for therapy guidance in HR+/HER-2- early breast cancer. J Clin Oncol, 2022, 40（23）：2557-2567.

7. TAMIRISA N, HUNT K K. Neoadjuvant chemotherapy, endocrine therapy, and targeted therapy for breast cancer：ASCO guideline. Ann Surg Oncol, 2022, 29（3）：1489-1492.

8. 程敏怡, 王坤. 乳腺癌新辅助内分泌治疗最新研究进展. 循证医学, 2016, 16（2）：119-225.

9. 邵志敏, 吴炅, 江泽飞, 等. 中国乳腺癌新辅助治疗专家共识（2022年版）. 中国癌症杂志, 2022, 32（1）：80-89.

10. 中国临床肿瘤学会指南工作委员会 . 中国临床肿瘤学会（CSCO）乳腺癌诊疗指南 2022. 北京：人民卫生出版社，2022.

11. DIXON J M，RENSHAW L，MACASKILL E J，et al. Increase in response rate by prolonged treatment with neoadjuvant letrozole. Breast Cancer Res Treat，2009，113（1）：145-151.

12. LLOMBART-CUSSAC A，GUERRERO Á，GALÁN A，et al. Phase II trial with letrozole to maximum response as primary systemic therapy in postmenopausal patients with ER/PgR[+] operable breast cancer. Clin Transl Oncol，2012，14（2）：125-131.

13. JOHNSTON S，PUHALLA S，WHEATLEY D，et al. Randomized phase Ⅱ study evaluating palbociclib in addition to letrozole as neoadjuvant therapy in estrogen receptor-positive early breast cancer：PALLET trial. J Clin Oncol，2019，37（3）：178-189.

14. HURVITZ S A，MARTIN M，PRESS M F，et al. Potent cell-cycle inhibition and upregulation of immune response with abemaciclib and anastrozole in neomonarch，phase Ⅱ neoadjuvant study in HR+/HER-2- Breast Cancer. Clin Cancer Res，2020，26（3）：566-580.

15. COTTU P，D'HONDT V，DUREAU S，et al. Letrozole and palbociclib versus chemotherapy as neoadjuvant therapy of high-risk luminal breast cancer. Ann Oncol，2018，29（12）：2334-2340.

16. JOHNSTON S R D，HARBECK N，HEGG R，et al. Abemaciclib combined with endocrine therapy for the adjuvant treatment of HR+，HER-2-，node-positive，high-risk，early breast cancer（monarch E）. J Clin Oncol，2020，38（34）：3987-3998.

17. PAGANI O，FRANCIS P A，FLEMING G F，et al. Absolute improvements in freedom from distant recurrence to tailor adjuvant endocrine therapies for premenopausal women：results from TEXT and SOFT. J Clin Oncol，2020，38（12）：1293-1303.

18. FRANCIS P A，REGAN M M，FLEMING G F，et al. Adjuvant ovarian suppression in premenopausal breast cancer. N Engl J Med，2015，372（5）：436-446.

19. PAGANI O，REGAN M M，WALLEY B A，et al. Adjuvant exemestane with ovarian suppression in premenopausal breast cancer. N Engl J Med，2014，371（2）：107-118.

20. GNANT M，MLINERITSCH B，STOEGER H，et al. Adjuvant endocrine therapy plus zoledronic acid in premenopausal women with early-stage breast cancer：62-month follow-up from the ABCSG-12 randomized trial. Lancet Oncol，2011，12（7）：631-641.

21. GOSS P E，INGLE J N，PRITCHARD K I，et al. Extending aromatase-inhibitor adjuvant therapy to 10 years. N Engl J Med，2016，375（3）：209-219.

22. DAVIES C，PAN H，GODWIN J，et al. Long-term effects of continuing adjuvant tamoxifen to 10 years versus stopping at 5 years after diagnosis of oestrogen receptor-positive breast cancer：ATLAS，a randomized trial. Lancet，2013，381（9869）：805-816.

23. WU C E，CHEN S C，CHANG H K，et al. Identification of patients with hormone receptor-positive breast cancer who need adjuvant tamoxifen therapy for more than 5 years. J Formos Med Assoc，2016，115（4）：249-256.

24. LHRH-agonists in Early Breast Cancer Overview group，CUZICK J，AMBROISINE L，et al. Use of luteinising-hormone-releasing hormone agonists as

adjuvant treatment in premenopausal patients with hormone-receptor-positive breast cancer：a meta-analysis of individual patient data from randomized adjuvant trials. Lancet，2007，369（9574）：1711-1723.

25. CUZICK J，SESTAK I，BAUM M，et al. Effect of anastrozole and tamoxifen as adjuvant treatment for early-stage breast cancer：10-year analysis of the ATAC trial. Lancet Oncol，2010，11（12）：1135-1141.

26. REGAN M M，NEVEN P，GIOBBIE-HURDER A，et al. Assessment of letrozole and tamoxifen alone and in sequence for postmenopausal women with steroid hormone receptor-positive breast cancer：the BIG 1-98 randomized clinical trial at 8.1 years median follow-up. Lancet Oncol，2011，12（12）：1101-1108.

27. TAN S H，WOLFF A C. Luteinizing hormone-releasing hormone agonists in premenopausal hormone receptor-positive breast cancer. Clin Breast Cancer，2007，7（6）：455-464.

28. 张正茂，李霞，杨雪梅，等 . 乳腺癌患者术后口服三苯氧胺致子宫内膜病变相关因素分析 . 肿瘤，2013，33（7）：629-633.

29. American College of Obstetricians and Gynecologists Committee on Gynecologic Practice. ACOG committee opinion. No. 336：tamoxifen and uterine cancer. Obstet Gynecol，2006，107（6）：1475-1478.

30. WANG S，LI J，JIANG Z，et al. Breast cancer patients with low estrogen receptor expression gain no significant survival benefit from endocrine therapy：a real-world study from China. Transl Breast Cancer Res，2020，1：14.

31. YUAN Y，ZHANG S，YAN M，et al. Chemotherapy or endocrine therapy， first-line treatment for patients with hormone receptor-positive HER-2-negative metastatic

breast cancer in China: a real-world study. Ann Transl Med, 2021, 9（10）: 831.

32. ROBERTSON J F, LLOMBART-CUSSAC A, ROLSKI J, et al. Activity of fulvestrant 500 mg versus anastrozole 1 mg as first-line treatment for advanced breast cancer: results from the FIRST study. J Clin Oncol, 2009, 27（27）: 4530-4535.

33. ZHANG Q, SHAO Z, SHEN K, et al. Fulvestrant 500 mg *vs.* 250 mg in postmenopausal women with estrogen receptor-positive advanced breast cancer: a randomized, double-blind registrational trial in China. Oncotarget, 2016, 7（35）: 57301-57309.

34. FINN R S, MARTIN M, RUGO H S, et al. Palbociclib and letrozole in advanced breast cancer. N Engl J Med, 2016, 375（20）: 1925-1936.

35. GIULIANO M, SCHETTINI F, ROGNONI C, et al. Endocrine treatment versus chemotherapy in postmenopausal women with hormone receptor-positive, HER-2-negative, metastatic breast cancer: a systematic review and network meta-analysis. Lancet Oncol, 2019, 20（10）: 1360-1369.

36. ZHANG Q Y, SUN T, YIN Y M, et al. MONARCH plus: abemaciclib plus endocrine therapy in women with HR+/HER-2- advanced breast cancer: the multinational randomized phase III study. Ther Adv Med Oncol, 2020, 12: 1758835920963925.

37. JIANG Z, LI W, HU X, et al. Tucidinostat plus exemestane for postmenopausal patients with advanced, hormone receptor-positive breast cancer （ACE）: a randomized, double-blind, placebo-controlled, phase 3 trial. Lancet Oncol, 2019, 20（6）: 806-815.

38. TURNER N C, RO J, ANDRÉ F, et al. Palbociclib in hormone-receptor-positive advanced breast cancer. N Engl J Med, 2015, 373（3）: 209-219.

中国医学临床百家

39. XU B, ZHANG Q, ZHANG P, et al. Dalpiciclib or placebo plus fulvestrant in hormone receptor-positive and HER-2-negative advanced breast cancer: a randomized, phase 3 trial. Nat Med, 2021, 27 (11): 1904-1909.

40. WANDER S A, HAN H S, ZANGARDI M L, et al. Clinical outcomes with abemaciclib after prior CDK4/6 inhibitor progression in breast cancer: a multicenter experience. J Natl Compr Canc Netw, 2021, 24: 1-8.

41. LI Y, LI W, GONG C, et al. A multicenter analysis of treatment patterns and clinical outcomes of subsequent therapies after progression on palbociclib in HR+/HER-2- metastatic breast cancer. Ther Adv Med Oncol, 2021, 3: 17588359211022890.

42. MODI S, JACOT W, YAMASHITA T, et al. Trastuzumab deruxtecan in previously treated HER-2-low advanced breast cancer. N Engl J Med, 2022, 387 (1): 9-20.

43. KEVIN K, MELISSA K A, CODRUTA C, et al.A randomized, phase II trial of fulvestrant or exemestane with or without ribociclib after progression on anti-estrogen therapy plus cyclin-dependent kinase 4/6 inhibition (CDK 4/6i) in patients (pts) with unresectable or hormone receptor–positive (HR+), HER-2-negative metastatic breast cancer (MBC): MAINTAIN trial. Journal of Clinical Oncology, 2022, 40 (17_suppl): LBA1004-LBA1004.

44. PLANCHARD D, BESSE B, GROEN H J M, et al. Phase 2 study of dabrafenib plus trametinib in patients with BRAF V600E-mutant metastatic NSCLC: updated 5-year survival rates and genomic analysis. J Thorac Oncol, 2022, 17 (1): 103-115.

HER-2 阳性乳腺癌靶向治疗

　　HER-2 阳性乳腺癌占侵袭性乳腺癌的 20% ～ 30%。HER-2 通过激活下游信号通路参与细胞增殖分化的过程，从而促进肿瘤的发生、发展，是乳腺癌预后不良的独立危险因素。作为乳腺癌分类治疗的经典代表，HER-2 阳性乳腺癌如今已进入"精准分类、精确分层"时代。首个人源化抗 HER-2 单克隆抗体药物曲妥珠单抗的上市改变了 HER-2 阳性乳腺癌的自然病程，在早期和晚期乳腺癌中均显示出良好的疗效和耐受性，确立了其在乳腺癌标准治疗中的地位。随着对 HER-2 信号通路研究的不断深入，多种阻断 HER-2 通路的药物相继问世，抗 HER-2 靶向治疗药物经历了从无到有、从单克隆抗体类药物如曲妥珠单抗、帕妥珠单抗到小分子酪氨酸激酶抑制剂（tyrosine kinase inhibitor，TKI）类药物如吡咯替尼、奈拉替尼、图卡替尼、拉帕替尼再到新近问世的抗体偶联药物如 T-DM1、T-DXd（DS-8201），使得 HER-2 阳性乳腺癌患者的生存率不断改善。2022 年，中国临床肿瘤学会更新了乳腺癌诊疗指南，对推动乳腺癌的分层、分类治疗和精准医学发展起到促进作用。然而理想与我国临床实践的现实仍然存在差距，乳腺临床医师对指南的认识程度不一，因此有必要对临床实践中一些普遍存在的热点问题进行深入解读。本章节总结了 HER-2 阳性乳腺癌从诊断到治疗的几个热点问题，以专家观点的形式为读者呈现，希望能够部分解答临床医师的困惑，使指南更好地被应用于临床。

43. HER-2 检测的适应人群及判读标准

所有新诊断的浸润性乳腺癌均需进行 HER-2 检测。由于乳腺癌 HER-2 蛋白过度表达不仅与预后不良有关，同时还是制订有效治疗方案如靶向治疗的重要参考指标，因此准确检测 HER-2 状态是成功治疗乳腺癌的关键。随着检测意识的提高和检测技术的普及，绝大部分临床医师对新诊断的浸润性乳腺癌患者进行了常规 HER-2 检测（目前几乎所有地区和医院都能执行），以尽早明确患者 HER-2 状态，使其及时得到治疗。只要有可能获取肿瘤组织，建议对复发灶或转移灶也进行 HER-2 检测。对原位癌的患者可不进行 HER-2 检测，否则属于过度检测。

为了推广 HER-2 标准化检测，美国临床肿瘤学会和美国病理学家协会（CAP）继 2007 版和 2013 版后，2018 年再次更新发布了《乳腺癌 HER-2 检测指南》。我国从 2006 年发布第 1 版《乳腺癌 HER-2 检测指南》后也分别于 2009 年、2014 年、2019 年对其进行了更新。这些指南中均对实验室资质及结果判定等做了规范。国家卫生健康委员会也开展了相应的培训和认证项目，促进 HER-2 规范化检测。国内外指南均提到 HER-2 须经有质量保证的病理实验室通过标准免疫组化（IHC）检测或原位杂交（ISH）检测。由于 IHC 检测标准化较好，且可获得性和经济性都占优势，是首选的检测方法。

我们认为，对于有资质认可的病理实验室的 IHC（3+）结果和（或）荧光原位杂交（FISH）阳性即可判定 HER-2 阳性。若 IHC（2+），应进一步通过 ISH 检测等方法进行 HER-2 扩增检查。目前可采用原位杂交方法如 FISH、显色原位杂交法（CISH）、银增强原位杂交（SISH）等进行 HER-2 扩增检测。若 IHC（1+）或 IHC（0），则可判断为 HER-2 阴性。

44. 新辅助抗 HER-2 治疗的适应人群及治疗方案

新辅助治疗是指在明确需要手术治疗之前，对乳腺癌患者进行的全身药物治疗，主要目的是提高局部晚期乳腺癌的手术率，提高可手术乳腺癌保乳率，对治疗效果进行早期评估，并根据疗效制定后续治疗方案，改善患者远期生存。有效的新辅助治疗，可以获得更高的 pCR，而 pCR 患者较非 pCR（non-pCR）者有更长的 DFS 和 OS。对于新辅助治疗期间疗效欠佳的乳腺癌患者，规范的早期疗效评估尤为重要，需尽早发现这部分患者，进而调整相应的治疗策略。

因此，我们将满足以下条件之一者作为新辅助抗 HER-2 治疗的适应人群：肿块＞ 2 cm；腋窝淋巴结转移；有保乳意愿，但肿瘤大小与乳房体积比例大难以保乳者。

NOAH 研究结果显示，曲妥珠单抗联合化疗与单用化疗相比能够显著提高 pCR 率，OS 也有获益趋势，奠定了曲妥珠单抗在新辅助治疗中的地位。NeoALTTO 研究探索了在曲妥珠单抗基础上联合拉帕替尼是否能为患者带来更多获益，结果显示尽管 pCR 有显著提高，但很遗憾未转化为 EFS 和 OS 获益。NeoSphere 研究证实，在曲妥珠单抗联合化疗基础上，再联合帕妥珠单抗能够进一步提高 HER-2 阳性乳腺癌患者的 pCR 率。PEONY 研究进一步在亚洲人群验证了 NeoSphere 研究结果。KRISTINE 研究证明了紫杉醇（T）＋卡铂（Cb）联合曲妥珠单抗（H）＋帕妥珠单抗（P）（TCbHP）方案在新辅助治疗中的有效性和安全性。《NCCN 临床实践指南：乳腺癌（2022）》也提出 TCbHP 是早期 HER-2 阳性乳腺癌系统治疗的优选方案，而蒽环类药物序贯紫杉类药物联合双靶向治疗方案降为可选方案。

目前，我们认为 HER-2 阳性乳腺癌新辅助治疗应该考虑曲妥珠单抗联合帕妥珠单抗的"双靶"联合化疗方案。TCbHP 方案作为 HER-2 阳性乳腺癌新辅助优选方案，具有更高的 pCR 率，生存时间较长。同时，我们也在新辅助治疗的 I 级推荐中，将 THP（多西他赛 + 曲妥珠单抗 + 帕妥珠单抗）方案具体细化为 THP 4 个周期 和 THP 6 个周期。基于 KRISTINE 研究（含 6 个周期 TCbHP 方案），部分乳腺癌患者（如年龄 > 60 岁、肿瘤负荷较小、一般情况无法耐受含铂或双化疗联合方案），可考虑 6 个或 4 个周期 THP 治疗。THP 4 个周期方案主要用于临床研究设计。4 个或 6 个周期 THP 治疗后，是否必须序贯蒽环类药物尚无明确证据。

45. 新辅助抗 HER-2 治疗的疗程、疗效评价及病理评估

新辅助抗 HER-2 治疗一般应每 2 个周期进行 1 次疗效评价，评价手段包括查体、超声和乳腺 MRI，根据实体瘤疗效评价标准（RECIST 1.1 版本），原则上应连续使用同一检查方法进行评价。新辅助抗 HER-2 治疗应该完成预先计划的治疗周期（一般为 6 个周期），只有在完成足疗程后手术，术后才能根据新辅助靶向药物使用情况及是否达到 pCR 来决定后续辅助治疗。

随着临床研究进展和治疗理念更新，对新辅助抗 HER-2 治疗后乳腺标本的病理评估非常重要。病理学作为金标准，其评估结果能够帮助临床医师更加准确地判断患者病情并制定诊疗方

案，改善患者的预后。新辅助治疗后标本的病理评估包括原发灶、淋巴结、残余脉管内肿瘤、肿瘤大小的测量及保乳标本切缘评估等。虽然评估新辅助治疗后病理学反应的标准各不相同，但大部分研究发现新辅助治疗后病理反应的程度与患者的预后密切相关。因此，准确评估新辅助治疗后的病理反应并予以报告非常重要。目前常用的评估系统包括 Miller-Payne（MP）分级系统、Residual Cancer Burden（RCB）系统、美国癌症联合委员会（AJCC）ypTNM 分期等。

这些评估系统大多将治疗后反应分为 pCR 和 non-pCR 两大类。而对于 non-pCR 的乳腺癌患者，不同的评估系统按缓解程度进一步分类。其中应用最广泛的是 MP 分级系统（表 3），其将治疗前空芯针穿刺标本与治疗后的手术标本进行比较，主要针对新辅助治疗后乳腺原发灶残余肿瘤的细胞丰富程度进行评估。MP 分级简单易行，但具有局限性，如其仅评估原发灶。

表 3　MP 分级系统

MP 分级	判读依据
1 级（G1）	浸润癌细胞无改变或仅个别癌细胞发生改变，癌细胞数量总体未减少
2 级（G2）	浸润癌细胞轻度减少，但总数量仍高，癌细胞减少不超过 30%
3 级（G3）	浸润癌细胞减少介于 30%~90%
4 级（G4）	浸润癌细胞显著减少，超过 90%，仅残存散在的小簇状癌细胞或单个癌细胞
5 级（G5）	原肿瘤瘤床部位已无浸润癌细胞，但可存在导管原位癌

RCB 系统相对烦琐，需要评估乳腺原发灶残余肿瘤范围（mm×mm）、残余肿瘤的细胞密度（%）、原位癌所占比例（%）、阳性淋巴结枚数和淋巴结残余转移癌的最大径（mm），从而获得 RCB 指数及对应的 RCB 分级。RCB 系统已通过长期数据的临床验证，可同时评价新辅助治疗后的乳腺肿瘤及淋巴结状况，是一种可以量化残余肿瘤的评估系统，参考表 4。

表 4　RCB 分级系统

RCB 分级	判读依据
RCB 0	pCR，表示浸润病灶已达到完全缓解
RCB Ⅰ	可见少量病灶残留，浸润病灶部分缓解
RCB Ⅱ	可见中度病灶残留，浸润病灶部分缓解
RCB Ⅲ	可见广泛病灶残留

AJCC ypTNM 分期亦可有效地评估乳腺癌新辅助治疗效果和患者预后，其 ypT 的分期依据是残余浸润癌的最大病灶，ypN 的分期依据是残余转移癌的最大病灶。同时，肿瘤累及范围（如胸壁、皮肤）及阳性淋巴结的数目和部位（如内乳淋巴结受累）等也对分期产生影响。根据 ypT、ypN 和 ypM 的不同组合，将新辅助治疗后的肿瘤归入不同的 AJCC ypTNM 分期组别（0～Ⅳ期）。

46. 新辅助治疗后辅助治疗阶段的分层策略

新辅助治疗的一个重要目的，就是通过药物的作用，在全疗程新辅助治疗后筛选出 non-pCR 患者予以辅助强化治疗，从而改善患者的整体预后，因此临床实践中需通过新辅助疗效来抉择后续治疗策略。

2022 年，我们将新辅助治疗后 HER-2 阳性乳腺癌患者的辅助分层治疗进行了更新：①对于足疗程新辅助治疗后已经达到 pCR 的患者，术后辅助治疗可以继续原来的靶向治疗方案。新辅助抗 HER-2 治疗仅使用曲妥珠单抗的患者，基于术后辅助治疗的临床证据，也可以考虑双靶向治疗。②对于足疗程新辅助后未达 pCR 的患者，若新辅助抗 HER-2 治疗仅使用曲妥珠单抗，后续治疗可选 T-DM1 或者双靶向治疗，但目前为止并无 T-DM1 优于双靶向治疗的阳性结果，同时考虑到 T-DM1 药物可及性，目前优先推荐双靶向治疗方案。新辅助抗 HER-2 使用双靶向治疗后，若肿瘤退缩明显（如 MP 分级达 3、4 级），更倾向考虑继续使用双靶向治疗；若肿瘤退缩不明显（如 MP 分级为 1、2 级），基于 KATHERING 临床研究证据，后续更倾向于换为 T-DM1 治疗。

总体来说，新辅助治疗后辅助治疗阶段的分层策略，需结合患者新辅助阶段的治疗方案进行选择。对于完成足疗程新辅助治疗后已经达到 pCR 的乳腺癌患者，术后辅助治疗可以继续原来的靶向治疗。如未达到 pCR，则需考虑双靶向治疗或 T-DM1 治疗。

47. 未行新辅助治疗乳腺癌患者辅助治疗阶段的分层策略

对于未经新辅助治疗的 HER-2 阳性乳腺癌患者，辅助治疗阶段应尽早使用曲妥珠单抗治疗。曲妥珠单抗被证实在 HER-2 阳性晚期乳腺癌患者中获益后，也被批准用于早期乳腺癌患者的术后辅助治疗。HERA 研究确立了 1 年曲妥珠单抗辅助治疗的标准地位，对辅助治疗延长至 2 年是否可进一步改善患者预后进行探索，结果发现 2 年组与 1 年组疗效相当，但增加了心脏毒性及其他不良事件发生。APHINITY 研究表明，在曲妥珠单抗辅助治疗同时联合帕妥珠单抗可进一步提高疗效，其中淋巴结阳性亚组获益更为明显，证明双靶向药物（曲妥珠单抗 + 帕妥珠单抗）可进一步降低早期 HER-2 阳性高危乳腺癌患者的复发风险。ExteNET 研究在曲妥珠单抗辅助治疗 1 年的基础上序贯 1 年奈拉替尼治疗，结果发现可显著提高淋巴结阳性、激素受体阳性及新辅助治疗后未获得 pCR 乳腺癌患者的无浸润性疾病生存率。以上研究结果改变了早期 HER-2 阳性乳腺癌患者的临床结局，因此，我们基于腋窝淋巴结状态、原发肿瘤大小、ER 状态、Ki-67 表达高低，将未行新辅助治疗乳腺癌患者辅助治疗阶段的分层策略制定如表 5 和表 6。

表 5　未行新辅助治疗乳腺癌患者辅助治疗阶段的分层策略：初始治疗

分层	Ⅰ级推荐	Ⅱ级推荐	Ⅲ级推荐
腋窝淋巴结阳性	AC-THP，TCbHP	AC-TH，TCbH	TC+H
腋窝淋巴结阴性，肿瘤 > 2 cm 且伴高危因素，如 ER 阴性、高 Ki-67 指数	AC-TH，TCbH	AC-THP，TCbHP	TC+H
腋窝淋巴结阴性，肿瘤 > 2 cm，无其他危险因素，或肿瘤 ≤ 2 cm	TC+H	TH	
腋窝淋巴结阴性，激素受体阳性，无须化疗或不能耐受化疗者		H+ 内分泌治疗	

注：A：蒽环类；C：环磷酰胺；T：紫杉类；Cb：长铂；H：曲妥珠单抗；P：帕妥珠单抗。

表 6　未行新辅助治疗乳腺癌患者辅助治疗阶段的分层策略：后续强化治疗

分层	Ⅰ级推荐	Ⅱ级推荐
淋巴结阳性、H 辅助治疗后	序贯奈拉替尼	—
淋巴结阳性、HP 辅助治疗后	—	序贯奈拉替尼

（1）腋窝淋巴结阳性

腋窝淋巴结阳性乳腺癌患者更能从双靶向辅助治疗中获益。《中国临床肿瘤学会（CSCO）乳腺癌诊疗指南 2022》将双靶向联合化疗方案作为腋窝淋巴结阳性乳腺癌患者辅助治疗的Ⅰ级推荐，其中化疗方案可选择蒽环序贯紫杉或紫杉联合铂类，具体为蒽环类 + 环磷酰胺序贯紫杉类 + 曲妥珠单抗 + 帕妥珠单抗（AC-THP）或 TCbHP。对于已完成 1 年曲妥珠单抗辅助治疗的腋窝淋巴结阳性乳腺癌患者，可序贯奈拉替尼强化治疗。而在双靶向治疗为主的时代，完成双靶向辅助治疗后再序贯奈拉替尼强化治疗尚缺乏研究数据。因此，对于腋窝淋巴结阳性的患者，可选择化疗联合双靶向治疗方案，也可选择单靶治疗后序贯奈拉替尼的抗HER-2强化治疗方案。

（2）腋窝淋巴结阴性

APHINITY研究中，腋窝淋巴结阴性乳腺癌患者并不是双靶向联合治疗方案的绝对获益人群，在化疗基础上联合单靶治疗即可满足治疗需求，而化疗药物的选择需综合其他危险因素（如肿瘤大小＞2 cm、ER阴性、组织学分级为3级、Ki-67高表达等）决定。NSABP B-31、NCCTG N9831、BCIRG 006研究确立了蒽环类＋环磷酰胺序贯紫杉类＋曲妥珠单抗（AC-TH）、紫杉类＋卡铂＋曲妥珠单抗（TCbH）等单靶治疗联合化疗方案的地位。而对于淋巴结阴性且肿块≤2 cm的低危患者，APT研究显示，在曲妥珠单抗的基础上进一步减少化疗，并不会降低患者的预后。对于这类患者，建议优选周疗紫杉醇＋曲妥珠单抗（wTH）或紫杉类＋环磷酰胺＋曲妥珠单抗（TCH）方案。

48. T-DM1 在 non-pCR 乳腺癌患者辅助治疗中的作用

对于HER-2阳性新辅助后non-pCR乳腺癌患者，KATHERINE研究是目前唯一一项针对此类患者进行强化辅助治疗显示出生存获益的 III 期研究。根据其研究结果，与曲妥珠单抗相比，使用 T-DM1（3.6 mg/kg，21 天 1 个周期，共计 14 个周期）进行强化辅助治疗，患者复发或死亡风险相对下降 50%，且 T-DM1 治疗组的 iDFS 较对照组绝对差异达 11.3%。基于 KATHERINE 研究的主要结果，T-DM1 是目前抗 HER-2 新辅助治疗后仍有残存病灶的乳腺癌患者强化辅助治疗的标准治疗方案。此外，不论受体状态、淋巴结状态及在新辅助治疗时所选取的抗 HER-2 方案如何，T-DM1 组的获益趋势均一致。

我们认为，在辅助治疗阶段，T-DM1 可以给新辅助治疗后 non-pCR 的 HER-2 阳性乳腺癌患者带来显著获益，尤其是对于新辅助使用足疗程双靶向治疗后肿块退缩不明显的乳腺癌患者。

49. 低复发风险（小肿瘤且淋巴结无转移）HER-2 阳性乳腺癌患者辅助治疗策略

随着乳腺癌筛查手段不断进步，早期乳腺癌患者比例逐渐升高，腋窝淋巴结阴性（小肿瘤）乳腺癌患者的治疗选择受到越来越多的关注。大型 III 期随机对照临床试验几乎将病灶 < 2 cm 的淋巴结阴性（小肿瘤）乳腺癌患者全部排除在外，对于这部分患者的治疗没有标准可循。

2009 年 MD Anderson 癌症中心发表了 HER-2 阳性小肿瘤的复发转移风险的研究结果，共入组 965 例患者，HER-2 阳性比

HER-2 阴性小肿瘤患者的 5 年复发率高 16.6%、5 年远处复发率高 10.8%。多因素分析显示，HER-2 阳性乳腺癌患者远处复发风险是 HER-2 阴性患者的 5.30 倍，HER-2 阳性是肿瘤复发转移的独立危险因素。法国一项队列研究回顾分析 T1a/bN0M0 乳腺癌小肿瘤患者的预后因素，通过 Cox 风险模型分析发现，HER-2 阳性是复发和死亡的主要危险因素。MSKCC 研究回顾性分析了曲妥珠单抗辅助治疗的数据，发现曲妥珠单抗辅助治疗使患者 3 年 DFS 从 78% 提高到 95%，差异具有统计学显著性。曲妥珠单抗辅助治疗的几项大型临床试验亚组分析及荟萃分析显示，小肿瘤患者获益与总体人群一致。法国 UNICANCER/AERIO 多中心回顾分析了化疗联合曲妥珠单抗或单纯化疗患者的生存情况，结果显示曲妥珠单抗能够改善小肿瘤患者的 DFS（40 个月 DFS：99% *vs.* 93%，*P*=0.018），分层因素分析提示激素受体阴性或有淋巴管浸润 [LVI（＋）] 小肿瘤患者获益更多。2015 年圣安东尼奥乳腺癌研讨会（SABCS）也对曲妥珠单抗辅助治疗小肿瘤的问题做了重要报道，共入组 3512 例 I 期 HER-2 阳性乳腺癌患者，中位随访 61 个月，结果显示，与任何治疗相比，全身治疗可改善该部分患者的 OS 及乳腺癌特异性生存，且 T1a/T1b/T1cN0 患者均能从曲妥珠单抗联合化疗中得到 OS 获益。对于这类患者，在曲妥珠单抗治疗的基础上，可以进一步减少化疗。既往研究提示，早期乳腺癌患者使用 TC+H（紫杉类 + 环磷酰胺 + 曲妥珠单抗）方案治疗，2 年 DFS 和 2 年 OS 率高达 97.8% 和 99.2%。APT 研究提示 HER-2 阳性小肿瘤（≤ 3 cm）乳腺癌患者使用 wTH 方案，3 年无浸润性疾病生存率可达 98.7%。

因此，对于 T1N0、HER-2 阳性的低复发风险（小肿瘤且淋巴结无转移）乳腺癌患者，推荐选择 TC+H 或者 wTH 方案。

50. 奈拉替尼在高复发风险 HER-2 阳性乳腺癌患者辅助强化治疗中的作用

抗 HER-2 靶向治疗为 HER-2 阳性早期乳腺癌患者带来实质性获益，但是随着随访时间延长，局部和远处复发的风险仍然存在。奈拉替尼是 HER-1、HER-2、HER-4 酪氨酸激酶不可逆抑制剂。ExteNET 研究结果证实，HER-2 阳性早期乳腺癌患者完成 1 年曲妥珠单抗辅助治疗后，序贯奈拉替尼强化辅助治疗 1 年，与安慰剂相比，2 年疾病复发风险可显著降低 33%，并且亚洲（包含中国）人群与全球人群获益一致。此外，激素受体阳性亚组获益更为显著，奈拉替尼显著降低这部分人群 2 年疾病复发风险，达 51%，并且激素受体阳性亚组中，新辅助治疗后未获病理完全缓解的患者和奈拉替尼治疗 ≥ 11 个月的患者获益更加显著。ExteNET 研究 5 年随访结果表明，奈拉替尼可显著改善患者的 5 年 iDFS。

德国慕尼黑大学乳腺癌中心 Nadia Harbeck 教授牵头开展的 ELEANOR 研究是一项多中心前瞻纵向观察研究，计划入组 300 例成年女性乳腺癌患者，按当地临床常规进行治疗。主要终点为患者对奈拉替尼的依从性，次要终点为患者既往抗 HER-2 用药史（包括曲妥珠单抗、帕妥珠单抗、T-DM1）、奈拉替尼剂量、并发症、复发情况、安全性、耐受性及生活质量。该研究纳入的患者中 18.9% 先行手术再行辅助治疗，而 80.4% 先行新辅助治疗，术后辅助治疗包括仅接受曲妥珠单抗、HP（曲妥珠单抗 + 帕妥珠单抗）双靶向治疗、T-DM1 治疗及其他抗 HER-2 治疗手段等。近期分析结果证实奈拉替尼治疗中位持续时间为 10.3 个月（四分位：0.9 ~ 12.0 个月），生存数据仍待进一步观察。

上述两项研究在不同乳腺癌患者群体中进一步评估了奈拉替尼强化辅助治疗方案的疗效和安全性，ELEANOR 研究同时也是对先前 ExteNET 研究数据的有效补充。而基于 ExteNET 临床研究结果，国内外众多权威指南和共识也对奈拉替尼做出了推荐。

我们认为，对于淋巴结阳性乳腺癌患者，无论辅助阶段是采用曲妥珠单抗还是曲妥珠单抗 + 帕妥珠单抗治疗，都需序贯奈拉替尼强化治疗。对于已完成曲妥珠单抗为基础的辅助治疗，疾病未进展但存在高危因素的乳腺癌患者，也可考虑序贯奈拉替尼。

51. 复发转移性乳腺癌患者应进行转移病灶再活检，明确 HER-2 状态

复发转移性乳腺癌患者应尽量再检测 HER-2，以明确复发转移灶的 HER-2 状态，特别是患者病情发展不符合 HER-2 状态特点时，更应重新检测 HER-2。《中国临床肿瘤学会（CSCO）乳腺癌诊疗指南 2022》《NCCN 指临床实践指南：乳腺癌（2022）》均已明确指出对于复发转移性乳腺癌患者，建议行转移灶生物学标志物的重新检测，以指导治疗并有助于判断预后。

一项对法国流行病学策略与医学经济学（ESME）晚期乳腺癌数据库中 16703 名乳腺癌患者的分析中显示，原发灶和转移灶的 HER-2 不一致率达到 7.8%，HER-2 阴性转阳性比反向的更多。Niikura 等对 182 名 HER-2 阳性乳腺癌患者原发灶及转移灶进行了检测分析，发现原发灶与转移灶 HER-2 免疫组化结果不一致率达 24%。Botteri 等的研究提示，对乳腺癌肝转移患者进行转移灶活检改善生存，其中 18 例原发灶 HER-2 或 HR 阴性但转移灶阳性的患者从方案转换中得到了获益，提示对肝转移患者尽早行肝脏活检可为临床诊疗提供新的选择。

我们认为，原发灶与转移灶 HER-2 不一致的原因有多种，主要有以下几种可能：①肿瘤异质性：乳腺癌由于基因组学、转录组学和微环境差异，导致不同表型和生物学行为差异。研究表明，癌细胞间的相互作用及其与肿瘤微环境的相互作用对肿瘤的

进展和侵袭具有重要影响。同时，取材部位的不同也可能导致其生物学标志物在原发灶与转移灶之间有所不同。②遗传不稳定性：由于遗传不稳定性，转移灶因遗传偏移和克隆选择而产生了与原发灶不同的变化。③检测方式不同：检测方式的差异可能导致受体表达的不一致，而不同实验室之间对于标本的取材、固定、脱钙、染色方法和主观评分不同，也可导致受体出现不同程度的差异。因此，为了准确、实时地了解疾病状态、获得更为全面的临床病理学资料、判断疾病预后、为治疗选择提供证据，建议再次检测复发转移病灶的 HER-2 状态，从而指导临床医生给予患者更加精准有效的治疗。

52. 转移病灶与原发病灶 HER-2 表达不一致时，如何进行后续治疗

乳腺癌 HER-2 的异质性为病理诊断、规范化生物标志物检测、临床生物学行为预测及临床治疗选择都带来了挑战。Lower 等的回顾性研究结果显示原发灶、转移灶任一处阳性的患者即可从曲妥珠单抗治疗中获益，因此任何检测部位和任何时间点，只要有 1 次 HER-2 检测显示阳性，就应该判定为 HER-2 阳性。

我们认为，在临床上必须考虑到原发灶与转移灶之间的基因差异表达，制订合理有效的综合治疗方案，实施有针对性的个体化治疗。当原发灶和转移灶结果不一致时，只要有 1 次 HER-2 阳性，就应推荐行相应的抗 HER-2 治疗。重新检测为患者增加

了治疗选择机会，而不应该导致更多选择困惑。

53. 晚期一线治疗方案应根据既往曲妥珠单抗使用情况进行分层选择

随着大分子单抗、TKI、ADC 等抗 HER-2 药物更新，《中国临床肿瘤学会（CSCO）乳腺癌诊疗指南 2022》也对复发转移阶段的治疗推荐进行了更新，由以往根据治疗线数选择药物的模式，进入到根据既往抗 HER-2 药物使用情况进行分层治疗。对晚期 HER-2 阳性乳腺癌患者，一线治疗方案的选择可根据既往曲妥珠单抗使用情况分为曲妥珠单抗治疗敏感人群和曲妥珠单抗治疗失败人群。

（1）曲妥珠单抗治疗敏感人群

曲妥珠单抗治疗敏感人群包括未使用过曲妥珠单抗、新辅助治疗有效、辅助治疗结束 1 年以后复发、解救治疗有效后停药。这类患者应首选曲妥珠单抗为基础的治疗，可根据患者激素受体状态、既往（新）辅助治疗用药情况，选择合理的联合治疗方案。

虽然曲妥珠单抗于 2002 年就在我国获批上市，但由于价格和医保原因，上市后在临床上实际使用情况并不理想，很多复发转移乳腺癌患者在早期治疗阶段并未使用或接受足疗程的曲妥珠单抗治疗。一项 2015 年进行的真实世界调研表明，对于经济欠发达和非医保地区，整个治疗阶段从未使用过曲妥珠单抗的比例达 50% 以上。而在某些经济发达地区，在两次疾病进展后仍在继续使用曲妥珠单抗的患者比例超过了 10%，因此也存在"生命不息，曲妥珠单抗不止"的不正常现象。究其原因，可能是治疗理念不正确，更重要的原因还是治疗产品单一、无法选择的无奈。在曲妥珠单抗进入医保后，相关类似药物的出现，填补了药物可及性存在的缺口，满足了患者的临床治疗需求。

对于未使用过曲妥珠单抗的患者，两项关键性研究奠定了曲妥珠单抗在晚期 HER-2 阳乳腺癌性患者解救治疗中的一线地位。随后 CLEOPATRA 研究使得双靶联合方案成为复发转移性乳腺癌一线治疗的标准。该研究表明，对于未经曲妥珠单抗治疗患者，优先推荐以双靶为主的联合治疗（THP 方案）。同时该研究中有 11% 的患者在（新）辅助治疗中使用曲妥珠单抗，结果显示（新）辅助治疗时使用曲妥珠单抗的患者 PFS 的风险比（hazard rate，HR）为 0.62，这与总人群的 HR 值一致。同时上述亚组人群中的 OS 获益趋势也一致，这也验证了对于既往接受过曲妥珠单抗治疗的患者依然可从双靶向治疗中获益。

（2）曲妥珠单抗治疗失败人群

曲妥珠单抗治疗失败患者的后续治疗可选方案包括 TKI 和抗 HER-2 ADC 药物，但国内外的选择尚存在一定争议。EMILIA 研究确立了 T-DM1 在国外指南中的二线标准治疗地位。然而，近期的 DESTINY-Breast03 研究显示，在曲妥珠单抗治疗失败后，DS-8201 较 T-DM1 显著改善了患者的 PFS，疾病进展或死亡风险比降低了 72%，奠定了 DS-8201 在曲妥珠单抗治疗失败后的二线治疗地位。基于此，《NCCN 临床实践指南：乳腺癌（2022）》也将 DS-8201 作为经曲妥珠单抗治疗失败患者二线治疗的首选方案。但基于药物可及性、价格及医保因素，国内指南一直未将上述两种药物作为曲妥珠单抗治疗失败后的 I 级推荐方案。随着 PHENIX、PHOEBE 等 III 期临床研究结果公布，我国自主研发的 TKI 药物吡咯替尼联合卡培他滨方案显示出更好的疗效。同时结合药物可及性、价格及医保因素，吡咯替尼成了国内临床诊疗指南中二线治疗的优先推荐。目前，在二线治疗阶段 DS-8201、T-DM1 和吡咯替尼的疗效和安全性尚无随机对照研究进行比较。因此，对于曲妥珠单抗治疗失败的患者，需根据既往抗 HER-2 药物类别、获益情况和医保可及性进行分层，决定后续最佳治疗，具体参考表 7。

表 7 曲妥珠单抗治疗失败患者的后续最佳治疗

分层	I 级推荐	II 级推荐	III 级推荐
H 治疗敏感	① THP； ② TXH	① H + 化疗； ② 吡咯替尼 + 卡培他滨	H+P+ 化疗
H 治疗失败	① 吡咯替尼 + 卡培他滨； ② T-DM1	T-DXd	① 奈拉替尼 + 卡培他滨； ② 拉帕替尼 + 卡培他滨； ③ TKI 联合其他化疗； ④ HP+ 其他化疗； ⑤ 马吉妥昔单抗 + 化疗

注：H: 曲妥珠单抗；P: 帕妥珠单抗；T: 紫杉类；X: 卡培他滨；TKI: 酪氨酸激酶抑制剂。

我们将晚期一线治疗方案根据既往曲妥珠单抗使用情况进行了分层：对于曲妥珠单抗治疗敏感人群，我们会优先考虑以双靶向治疗为基础的联合治疗方案；对于曲妥珠单抗治疗失败的患者，我们会优选 TKI 类药物吡咯替尼治疗，同时也鼓励患者积极参与国内外抗 HER-2 ADC 药物相关的临床研究。

54. 酪氨酸激酶抑制剂治疗失败后的治疗选择

酪氨酸激酶抑制剂治疗失败后的靶向治疗选择目前仍缺乏高质量的临床研究，结合临床指南、国内专家共识和真实世界数据，建议应根据患者的既往治疗进行选择，可供选择的方案有抗 HER-2 ADC 药物（DS-8201、T-DM1 等）、HP 联合其他化疗、另一种 TKI 联合化疗等。

笔者中心 RWS2001 研究结果显示，在既往接受曲妥珠单抗、TKI 治疗失败的 HER-2 阳性晚期乳腺癌患者中，相较于 T-DM1 组，吡咯替尼单药或联合治疗组 PFS 显著获益（mPFS：6.0 个月 *vs.* 4.2 个月）。亚组分析中发现，既往拉帕替尼获益、无肝转移的患者改用吡咯替尼后获益更为显著。而对于既往曲妥珠单抗获益的患者，吡咯替尼、T-DM1 之间的差异无统计学意义。考虑到难以组织一项头对头研究对比一种 TKI 治疗失败后是换用另一种 TKI 还是 T-DM1，这项真实世界研究也为 TKI 治疗失败后的选择提供了更多数据。在 2021 年全国临床肿瘤学大会上，有研究显示 TKI 治疗失败后采用 HP 联合化疗方案较 T-DM1 方案的 mPFS 显著延长；亚组分析也看到既往 TKI 治疗获益的人群中，HP 联合化疗方案显示出更好的 PFS 差异。而在 DESTINY-Breast01 研究中经过大分子单抗、T-DM1 和小分子 TKI 治疗失败的患者，使用 DS-8201 仍可获得 16.4 个月的 PFS，显示出其在后线治疗的显著优势，为晚期 HER-2 阳性乳腺癌患者带来历史性的突破。DESTINY-Breast03 研究也进一步奠定了 DS-8201 在曲妥珠单抗治疗失败后的二线治疗地位。

因此，遵循分层治疗的原则，对于 TKI 治疗失败的乳腺癌患者，我们会考虑抗 HER-2 ADC 药物（如 T-DXd、T-DM1 等）、HP 联合其他化疗、另一类 TKI 联合化疗等方案，以及严格设计的临床研究等。目前尚无数据对比 DS-8201、T-DM1、HP 联合其他化疗和另一种 TKI 联合化疗的疗效和安全性，因此需要更多的随机对照和真实世界研究证据加以论证。

55. HER-2 阳性复发转移性乳腺癌患者行持续抗 HER-2 治疗的原因

HER-2 阳性晚期乳腺癌患者的治疗是以抗 HER-2 靶向药物为基石的综合治疗，贯穿全程的抗 HER-2 靶向治疗是患者获得生存获益的关键，包括以 HER-2 为靶点的靶向治疗联合化疗、双靶联合治疗、靶向联合内分泌治疗等。既往有多项临床研究显示，抗 HER-2 治疗过程中若出现疾病进展，持续抑制 HER-2 通路能够带来生存获益。

我们认为，对于 HER-2 阳性晚期乳腺癌患者，若可耐受进一步的治疗，持续的抗 HER-2 治疗可贯穿全程。对于三线以内的乳腺癌患者，我们会严格按照临床指南的推荐进行用药。对于三线治疗后、体力状态评分好的乳腺癌患者，可以选择既往未使用过的方案进行治疗。而对于无法耐受进一步治疗的乳腺癌患者，可以考虑行姑息治疗或者参与临床研究。

56. DS-8201 以卓越疗效取得突破

作为新一代抗 HER-2 ADC 药物，DS-8201 在结构设计和药物作用机制方面具有多重独特优势：①高活性载药拓扑异构酶 I 抑制剂、高达 8 : 1 的药物抗体比（drug-to-antibody ratio，DAR）大幅增强了 DS-8201 对肿瘤的杀伤作用；②可裂解的四肽连接子在血液循环中结构稳定，避免了提前释放载药、药物脱落率低，降低了不良反应；③高效的"旁观者效应"使 DS-8201 的抗肿瘤作用不局限于 HER-2 高表达的肿瘤，对 HER-2 低表达及 HER-2 异质性肿瘤依旧有效。

DS-8201 获得 FDA 批准的第一项适应证为至少接受过两种及以上治疗的 HER-2 阳性不可切除或转移乳腺癌患者。这是基于多中心、单臂 II 期 DESTINY-Breast01 研究，接受

DS-8201 5.4 mg/kg 治疗的 184 例患者中，中位治疗线数为六线，客观缓解率（ORR）达 60.3%；其中 4.3% 的患者达到完全缓解（CR），56% 的患者达到部分缓解（PR）。另外，中位缓解持续时间为 14.8 个月，mPFS 为 16.4 个月。值得一提的是，这些患者此前均接受过 T-DM1 治疗。

DESTINY-Breast03 研究是首个头对头对比 ADC 药物（DS-8201 和 T-DM1）治疗 HER-2 阳性晚期乳腺癌疗效与安全性的多中心、开放性、随机、Ⅲ 期临床研究，纳入了先前在晚期或转移性环境中接受过曲妥珠单抗和紫杉类治疗的不可切除或转移性 HER-2 阳性乳腺癌患者。结果显示 DS-8201 显著降低 72% 的疾病进展或死亡风险（HR=0.28, 95% CI：0.22 ～ 0.37；P< 0.001）。研究者评估的 mPFS 方面，DS-8201 组长达 25.1 个月，显著长于 T-DM1 组的 7.2 个月（HR=0.26, 95% CI：0.20 ～ 0.35；P < 0.001）。基于此，FDA 再次批准了 DS-8201 在晚期阶段的适应证，即适用于治疗无法切除或转移性 HER-2 阳性乳腺癌的成人患者，这些患者接受过至少 1 种抗 HER-2 治疗方案，并在疾病转移阶段或在新辅助或辅助治疗期间及之后 6 个月内出现疾病的复发。这成功改写了《NCCN 临床实践指南：乳腺癌（2022）》，使 DS-8201 成为新的二线治疗标准。同时，尽管 DS-8201 尚未在国内上市，《中国临床肿瘤学会（CSCO）乳腺癌诊疗指南 2022》已将其纳入到 Ⅱ 级推荐中。

我们认为，DS-8201 可谓是新一代抗 HER-2 ADC 类药物。对于 HER-2 阳性晚期乳腺癌患者，在一线标准化疗治疗失败后，可考虑使用 DS-8201 治疗，剂量为 5.4 mg/kg，21 天为 1 个周期。当然，从经济效益及治疗实际获益的性价比来考虑，如果有其他治疗方案依然可以取得很好的治疗效果，DS-8201 可以放在后线治疗中。同时，我们也鼓励患者积极参与抗 HER-2 ADC 药物相关的临床研究。

57. DS-8201 治疗 HER-2 低表达乳腺癌的研究进展

传统意义上抗 HER-2 治疗适用人群为 HER-2 阳性乳腺癌患者，即 IHC（3+）或 IHC（2+）/ISH（+）乳腺癌患者，而 HER-2 阴性乳腺癌患者则被排除在外。近年来，临床中在原有 HER-2 阴性定义的基础上，将 HER-2 IHC（1+）或 IHC（2+）且 ISH 阴性定义为 HER-2 低表达。研究显示，HER-2 低表达乳腺癌患者实际占了所有乳腺癌患者的 55% 左右，意味着 HER-2 低表达是较 HER-2 阳性和 HER-2 阴性更常见的乳腺癌患者群体。随着新型抗 HER-2 靶向药物的研发，已有研究证实 HER-2 低表达患者可能从新型 ADC 治疗中获益。基于此，我们不仅需要将 HER-2 低表达作为一个单独的实体，并且还需要新的方法来全面评价 HER-2 表达及其改变状态，以确定可能从这些新型靶向治疗中获益的患者。

目前已有真实世界研究分析了 523 例中国人群女性乳腺癌患者的 520 个基因大 Panel 二代测序的数据及临床病理数据，按照 HER-2 状态把队列分层为 HER-2 零表达 [IHC（0）]、HER-2 低表达及 HER-2 阳性三个亚型，对三组患者的临床病理特征、基因突变图谱、治疗结局及生存数据进行了深入的研究及对比，以进一步检验 HER-2 低表达亚组作为独立乳腺癌亚型的可行性。

NSABP B-31、NCCTG 9831 研究奠定了曲妥珠单抗作为抗 HER-2 治疗的标准药物地位。因此有分析研究认为 HER-2 低表达乳腺癌也可能获益于曲妥珠单抗辅助治疗，然而，随后针对此猜想设计的 NSABP B-47 研究却得到了阴性结果，这也说明了传统的大分子单抗药物可能对 HER-2 低表达乳腺癌患者不奏效。

随着抗体技术的发展和临床研究的深入，ADC 药物应运而生。ADC 药物将单抗与肿瘤细胞表面的靶蛋白结合，通过内吞作用进入肿瘤细胞，随后释放小分子细胞毒药物杀伤肿瘤细胞。不仅如此，裂解后的单抗可以通过依赖抗体的细胞毒性（antibody-dependent cellular cytotoxicity，ADCC）和补体依赖的细胞毒性（complement dependent cytotoxicity，CDC）等免疫反应杀伤肿瘤细胞，在肿瘤细胞被杀死后，剩余的细胞毒药物开始杀伤周围的肿瘤细胞，即"旁观者效应"。DS-8201 由抗 HER-2

IgG1 单抗偶联细胞毒性拓扑异构酶 Ⅰ 抑制剂组成，其能克服传统化疗和靶向治疗的局限性，兼具单克隆抗体的高度特异性和细胞毒性药物的高抗肿瘤活性，使治疗窗口扩大，同时有效载荷具有膜通透性，能杀死邻近的肿瘤细胞，无论其 HER-2 状态如何，整体放大了肿瘤的杀伤效力。DS-8201 治疗 HER-2 低表达乳腺癌的 Ⅰ 期研究即 A-J101 研究结果已经显示了其良好疗效。这项研究共纳入 54 例经多线治疗（之前已接受的抗癌方案的中位数为 7.5 线）、经中心实验室确认的 HER-2 低表达乳腺癌患者，这些患者接受至少 1 次 DS-8201（剂量为 5.4 mg/kg 或 6.4 mg/kg）治疗。结果显示，DS-8201 ORR 达 37%，疾病控制率（DCR）高达 87%，缓解持续时间（DoR）为 10.4 个月，mPFS 长达 11.1 个月，肿瘤病灶持续缩小，提示 DS-8201 对于 HER-2 低表达患者突出的抗肿瘤作用。随后，在此基础上开展的多中心、随机、双臂、开放的 Ⅲ 期研究 DESTINY-Breast04、DESTINY-Breast06 也将进一步探索 HER-2 低表达晚期乳腺癌患者中 DS-8201 的疗效与安全性。其中 DESTINY-Breast04 研究旨在评估 HER-2 低表达晚期后线乳腺癌中 DS-8201 相比研究者选择的化疗的疗效和安全性。该研究是一项随机、开放、全球多中心注册的 Ⅲ 期临床研究，评估 DS-8201（5.4 mg/kg）与医生选择化疗方案（卡培他滨、艾日布林、吉西他滨、紫杉醇或白蛋白紫杉醇）相比，在既往接受过一线或二线化疗的 HER-2 低表达不可切除和（或）转移性乳腺癌患者中的疗效和安全性，与医生选择的化疗方案相比，DS-8201 在 HER-2 低表达转移性的乳腺癌患者的 PFS 和 OS 方面表现出具有统计学意义和临床意义的显著改善，且无论患者 HR 状态如何。这是首个针对 HER-2 低表达乳腺癌患者获得阳性结果的 III 期临床研究，有望进一步改变乳腺癌的全身治疗格局。DESTINY-Breast06 是一项在内分泌治疗进展后 HR 阳性 HER-2 低表达晚期乳腺癌患者中对比 DS-8201 和医师选择化疗疗效的 III 期研究。两项研究将进一步确认 DS-8201 在 HER-2 低表达患者中的疗效和安全性，为此类患者标准治疗方案的建立提供了依据。目前 DESTINY-Breast04 研究已经公布阳性结果，DESTINY-Breast06 研究尚在进行中。

此外，DAISY 研究旨在评估 DS-8201 在 HER-2 高表达、HER-2 低表达和 HER-2 IHC（0）乳腺癌患者中的疗效，结果表明，三个队列的最佳客观缓解率（BOR）分别为 70.6%、37.5% 和 29.7%，中位 DoR 分别为 9.7 个月、7.6 个月和 6.8 个月，mPFS 分别为 11.1 个月、6.7 个月和 4.2 个月，提示不同 HER-2 表达状态对 DS-8201 治疗敏感性不同，并且 HER-2 低表达的治疗获益优于 HER-2 阴性。

总体来说，虽然 HER-2 低表达的预后预测意义尚未完全被阐明，但 HER-2 低表达乳腺癌治疗新格局已日渐清晰。DS-8201 为 HER-2 低表达人群在常规化疗、内分泌治疗之外，探索出一条新的治疗道路，这也可能会对乳腺癌进一步细分分型带来积极的影响。

58. 三阳性复发转移性乳腺癌的治疗策略

所有复发转移性乳腺癌患者中，HR 阳性 HER-2 阳性乳腺癌约占 10%。针对此类患者，抗 HER-2 靶向治疗联合化疗是经典的治疗方式，而由于 ER 和 HER-2 通路存在交互作用，对一条通路的抑制疗效不佳，因此双通路阻断可能是有效的治疗策略。

TAnDEM 研究入组 207 例 HER-2 阳性 ER 阳性和（或）PR 阳性绝经后晚期乳腺癌患者，对比曲妥珠单抗联合阿那曲唑与阿那曲唑单药治疗，结果显示曲妥珠单抗联合阿那曲唑组 PFS 显著提高，但两组的 OS 未见显著改善。拉帕替尼联合来曲唑对比来曲唑单药的Ⅲ期临床试验也显示 PFS 显著改善，但 OS 无显著差异。ALTERNATIVE 研究显示曲妥珠单抗＋拉帕替尼联合芳香化酶抑制剂对比曲妥珠单抗＋芳香化酶抑制剂可改善患者的 PFS，两组的 mPFS 分别是 11 个月 *vs.* 5.7 个月（$HR=0.62$，$P=0.0064$）。由此可见，抗 HER-2 治疗是 HR 阳性 HER-2 阳性晚期乳腺癌患者治疗的基石，HER-2 的双重阻断似乎具有更好的疗效。

SYSUCC-002 是一项开放性、非劣性、Ⅲ期随机对照研究，结果显示曲妥珠单抗联合内分泌治疗在 HR 阳性 HER-2 阳性转移性乳腺癌患者中非劣效于曲妥珠单抗联合化疗，且毒性更低。探索性分析显示曲妥珠单抗联合内分泌治疗在无病间期（DFI）>24 个月的患者中可能获益更多，而曲妥珠单抗联合化疗在 DFI ≤ 24 个月的患者中可能获益更多。因此，对于肿瘤负荷小（转移数目 ≤ 2 个）、DFI > 24 个月的患者，可考虑内分泌联合靶向治疗。此外，MonarcHER 研究显示，曲妥珠单抗 + 氟维司群 +CDK4/6 抑制剂联合治疗优于曲妥珠单抗 + 化疗，两组的 mPFS 分别为 8.3 个月 *vs.* 5.7 个月（*HR*=0.67），且三药联合组安全性可耐受，而曲妥珠单抗 +CDK4/6 抑制剂的疗效和曲妥珠单抗 + 化疗类似。

因此，对于肿瘤负荷小、部分不适合化疗、进展缓慢的 HR 阳性复发转移性乳腺癌患者，可考虑接受内分泌联合靶向治疗。选择 HER-2 靶向治疗联合化疗的乳腺癌患者，可以在化疗停止后，考虑靶向治疗联合内分泌维持治疗。此外，抗 HER-2 靶向治疗联合内分泌 +CDK4/6 抑制剂具有一定疗效，部分乳腺癌患者也可以考虑靶向治疗联合"内分泌 +"的治疗策略。

59. HER-2 阳性脑转移治疗原则及药物进展

脑转移患者总体治疗原则是在充分评估全身情况的前提下，优先考虑针对脑转移的手术和（或）放疗，同时合理考虑全身治疗。国际乳腺癌研究组（IBCSG）研究表明，HER-2 阳性乳腺癌患者以脑转移为进展事件的发生率显著高于 HER-2 阴性乳腺癌患者，10 年的发生率分别为 6.8% 和 3.5%。脑转移治疗需要考虑转移灶的数目、位置、颅外转移情况和患者一般情况。目前，手术切除、全脑放射治疗（whole brain radiotherapy，WBRT）和立体定向放射治疗（stereotactic radiostherapy，SRT）等局部疗法仍是乳腺腺癌脑转移的一线治疗方案。多年来单用化疗在乳腺癌脑转移上的研究无实质进展，抗 HER-2 治疗能够使患者获益成为乳腺癌脑转移系统治疗的研究热点。

传统观念认为曲妥珠单抗、帕妥珠单抗等单抗类药物和 T-DM1、DS-8201 等 ADC 药物由于分子量大不易透过血—脑屏障，然而有研究表明脑转移瘤对血—脑屏障的通透性使大分子有机会通过，发挥抗 HER-2 的治疗作用。WBRT 可以明显增加曲妥珠单抗对血—脑屏障的渗透性，这一点已经明确。EMILIA 研究的脑转移亚组分析数据显示，T-DM1 对比拉帕替尼联合卡培他滨显著延长脑转移患者的结局。DS-8201 对脑转移疾病的控制也表现优异。DESTINY-Breast 01 研究中，在中位治疗达六线的情况下，DS-8201 对基线有稳定脑转移病灶患者的 ORR 和 PFS 分别达 58% 和 18.1 个月。树立抗 HER-2 二线治疗新标准的 DESTINY-Breast 03 研究也显示，DS-8201 治疗稳定性脑转移患者的 mPFS 达 15.0 个月。

小分子 TKI 能有效穿透血—脑屏障，因此其可能是一种有效对抗脑转移的药物。较早的一项 II 期研究显示拉帕替尼和卡培他滨对颅内病灶和颅外病灶都有一定疗效，拉帕替尼联合卡培他滨先于 WBRT，中位总生存时间（mOS）可达 17 个月，且药物治疗后再行 WBRT 并不影响总疗效。PERMEATE 研究旨在研究吡咯替尼联合卡培他滨治疗 HER-2 阳性乳腺癌脑转移的有效性和安全性，结果显示未经放疗的脑转移患者中，使用吡咯替尼的中枢神经系统 ORR 达 74.6%，而放疗后脑转移再次进展者中，使用吡咯替尼中枢神经系统 ORR 也可达 42.1%。这为吡咯替尼用于脑转移患者提供了新的证据。HER-2 CLIMB 研究显示图卡替尼联合曲妥珠单抗 + 卡培他滨较曲妥珠单抗联合卡培他滨治疗，能够明显改善脑转移患者的总生存。其他抗 HER-2 的 TKI 药物如奈拉替尼也显示对脑转移患者有一定的疗效。

我们认为，药物治疗更大的价值仍在于控制全身系统性疾病症状，改善患者预后。HER-2 阳性晚期乳腺癌治疗过程中出现脑转移，如果颅外病灶未进展，经有效局部治疗后（如全脑放射治疗、立体定向放射治疗、手术治疗），全身应继续使用抗 HER-2 靶向治疗，可考虑继续使用原靶向治疗方案或更换为 TKI 药物。

60. 抗 HER-2 生物类似药的使用时机

生物类似药是指在质量、安全性和有效性方面与已获批准注册的参照药（主要为原研药）具有相似性的治疗用生物制品，其上市受到严格的法规监管，需要提供完整的证实相似性的药学、非临床和临床试验的证据。生物类似药与参照药在质量、安全性及有效性方面不存在有临床意义的差别，在全球已有十余年的用药经验。NCCN 指南、ESMO 指南等国际权威指南均对生物类似药高度认可。

在我国，生物类似药也是我们国家重点扶持领域，政府和药品监管部门也非常鼓励企业去研发生物类似药。2021 年 2 月 18 日，国家药品监督管理局药品审评中心颁布的《生物类似药相似性评价和适应证外推技术指导原则》，对生物类似药提出了严格的研发标准，并对其质量、安全性、有效性评价、适应证外推等都提出了指导规范，目的是使更多的患者能够用得起药，得到更多生存获益。

以曲妥珠单抗使用情况为例，曾有研究显示，我国医疗资源分布不均，导致曲妥珠单抗使用率存在显著差异。而目前已有研究证明在我国获批上市的曲妥珠单抗生物类似药与曲妥珠单抗具有同样的临床效应，其在获得良好的相似性结果后，如果能通过合理的适应证外推，则可进一步在早期阶段的新辅助和辅助治疗中应用。

我们认为生物类似药在一定程度上可提高药品可及性、节约医疗成本。因此，在临床实践中，我们也可以在严格监控、科学指导下，将生物类似药作为参照药适应证的替代方案。

61. 抗 HER-2 单抗类药物心脏毒性管理及处置

抗 HER-2 大分子单抗类药物在 HER-2 阳性乳腺癌的治疗中占有重要地位，其可以降低此类患者肿瘤复发风险，显著延长生存时间。尽管临床研究观察到抗 HER-2 大分子单抗类药物的心脏不良反应事件发生率不高且多数可以恢复，但是这主要与临床研究入选的病例是化疗后经过心脏功能安全筛选有关。

在首次曲妥珠单抗 ± 帕妥珠单抗治疗之前，左室射血分数（left ventricular ejection fraction，LVEF）需 ≥ 50%。若患者有无症状心功能不全，需根据以下情况决定是否中断治疗：①当 LVEF 下降至 < 50%，且与治疗前（基线）绝对数值相比降低 ≥ 10%（无心力衰竭症状）时，需中断治疗，至少暂停 3 周；在 3 周内重复进行 LVEF 评估，若 LVEF 恢复至 ≥ 50% 或与治疗前绝对数值相比降低 < 10%，可以恢复治疗，并在后续治疗中提高监测频率（如每 6 ～ 8 周 1 次）；若 LVEF 下降并未改善，或者在后续评估中进一步下降，应考虑停用曲妥珠单抗及帕妥珠单抗，除非医生认为个别患者获益大于风险。②若患者伴有症状的充血性心力衰竭，则立即终止治疗，直至心脏状态稳定，是否需要继续治疗应由肿瘤、心脏病多学科诊疗（MDT）会诊评估，同时进行抗心力衰竭治疗。此外，在临床研究中，当患者出现伴有症状的充血性心力衰竭时，通常会中止研究；对于已出现心功能不全的患者继续或重新开始使用曲妥珠单抗 ± 帕妥珠单抗的

安全性，目前尚无前瞻性研究。

在临床实践中，使用抗 HER-2 大分子单抗类药物前要对既往史、体格检查、心电图、超声心动图 LVEF 基线进行评估，使用期间应该每 3 个月监测心功能。同时，使用曲妥珠单抗 ± 帕妥珠单抗联合蒽环类化疗药物会增加心肌损害，严重者会发生心力衰竭。因此对于复发转移性乳腺癌患者不推荐行曲妥珠单抗 ± 帕妥珠单抗联合蒽环类化疗。辅助治疗时推荐在蒽环类化疗后使用曲妥珠单抗 ± 帕妥珠单抗。

62.TKI 药物相关不良反应管理及处置

HER-2 相关的 TKI 类药物是治疗 HER-2 阳性乳腺癌有效的靶向药物。其中，吡咯替尼、奈拉替尼和拉帕替尼已在我国获批用于临床。TKI 药物常见不良反应包括腹泻、药物性肝损伤、恶心、呕吐、皮肤毒性、心脏毒性、口腔黏膜炎等。积极有效地管理药物不良反应有助于减少因不良反应导致的减量、停药等情况，有利于提高患者的依从性和治疗疗效。

（1）TKI 相关性腹泻

TKI 最常见的不良反应为腹泻，且 3 ～ 4 级的发生率较高。TKI 相关性腹泻均发生在用药早期，随着治疗时间延长，腹泻发生率逐渐减低。因此，尽早进行抗腹泻管理尤为重要。拉帕替尼、吡咯替尼和奈拉替尼导致的腹泻绝大多数发生于用药第 1 周至 1 个月内，半数以上患者 3 ～ 4 级腹泻首次发生的时间在用药 1 ～ 10 天，中位时间为 2 ～ 5 天。奈拉替尼和吡咯替尼导致的腹泻发生率高于拉帕替尼。

治疗前应教育患者，告知其可能出现的腹泻症状，指导患者每日记录排便的频率、形态及变化。开始用药时可嘱患者膳食中以优质蛋白、低脂和低纤维的谷物为主，避免含乳糖的食物，多饮水，少食多餐。对于使用吡咯替尼者，目前尚无临床研究采用腹泻一级预防，但对于 3 ～ 4 级腹泻导致的暂停吡咯替尼的患者，再次恢复吡咯替尼治疗时，建议使用洛哌丁胺预防性治疗 21 天，预防时间为 21 天。而接受奈拉替尼辅助治疗的患者在首剂给药时就开始给予洛哌丁胺预防性用药，持续 2 个疗程（56 天），调整使用频率将每日排便控制在 1 ～ 2 次。洛哌丁胺预防性使用 56 天，不会明显增加肠梗阻的发生率。

（2）TKI 相关皮肤不良反应

TKI 单药及联合卡培他滨治疗的 3 级及以上皮疹的发生率均小于 2%，常发生于治疗后 1 ～ 2 周。TKI 联合卡培他滨时常见的皮肤反应还包括手足综合征。TKI 单药引起的手足综合征的发生率极低，联合卡培他滨后发生率明显升高，考虑手足综合征主要与卡培他滨的使用相关，具体临床表现、分级、预防及处理可以参考卡培他滨说明书。

（李　峰）

参考文献

1. SLAMON D J，GODOLPHIN W，JONES L A，et al. Studies of the HER-2/ neu proto-oncogene in human breast and ovarian cancer. Science，1989，244（4905）：707-712.

2. 冀辰辰，李健斌，江泽飞. HER-2 阳性乳腺癌分层治疗新策略. 中国肿瘤临床，2022，49（X）：1-4.

3. 中国临床肿瘤学会指南工作委员会. 中国临床肿瘤学会（CSCO）乳腺癌诊疗指南 2022. 人民卫生出版社，2022.

4. GIANNI L，EIERMANN W，SEMIGLAZOV V，et al. Neoadjuvant and adjuvant trastuzumab in patients with HER2-positive locally advanced breast cancer（NOAH）：follow-up of a randomized controlled superiority trial with a parallel HER2-negative cohort. Lancet Oncol，2014，15（6）：640-647.

5. GIANNI L，PIENKOWSKI T，IM Y H，et al. Efficacy and safety of neoadjuvant pertuzumab and trastuzumab in women with locally advanced，inflammatory，or early HER2-positive breast cancer （NeoSphere）：a randomized multicentre，open-label，phase 2 trial. Lancet Oncol，2012，13（1）：25-32.

6. SHAO Z，PANG D，YANG H，et al. Efficacy，safety，and tolerability of pertuzumab，trastuzumab，and docetaxel for patients with early or locally advanced ERBB2-positive breast cancer in asia：the PEONY phase 3 randomized clinical trial. JAMA Oncol，2020，6（3）：e193692.

7. HURVITZ S A，MARTIN M，SYMMANS W F，et al. Neoadjuvant trastuzumab，pertuzumab，and chemotherapy versus trastuzumab emtansine plus pertuzumab in patients with HER2-positive breast cancer （KRISTINE）：a

randomized，open-label，multicentre，phase 3 trial. Lancet Oncol，2018，19（1）：115-126.

8. NCCN Clinical Practice Guidelines in Oncology-Breast Cancer（Version 1 2022）[2022-09-21]. https：//www.nccn.org/guidelines/guidelines-detail?category=1&id=1419.

9.《乳腺癌新辅助治疗的病理诊断专家共识（2020 版）》编写组 . 乳腺癌新辅助治疗的病理诊断专家共识（2020 版）. 中华病理学杂志，2020，49（4）：296-304.

10. OGSTON K N，MILLER I D，PAYNE S，et al. A new histological grading system to assess response of breast cancers to primary chemotherapy： prognostic significance and survival. Breast，2003，12（5）：320-327.

11. SYMMANS W F，PEINTINGER F，HATZIS C，et al. Measurement of residual breast cancer burden to predict survival after neoadjuvant chemotherapy. J Clin Oncol，2007，25（28）：4414-4422.

12. CAMERON D，PICCART-GEBHART M J，GELBER R D，et al. 11 years' follow-up of trastuzumab after adjuvant chemotherapy in HER2-positive early breast cancer： final analysis of the HERceptin Adjuvant（HERA）trial. Lancet，2017，389（10075）：1195-1205.

13. PICCART M，PROCTER M，FUMAGALLI D，et al. Adjuvant pertuzumab and trastuzumab in early HER2-positive breast cancer in the APHINITY trial： 6 years' follow-up. J Clin Oncol，2021，39（13）：1448-1457.

14. CHAN A，DELALOGE S，HOLMES F A，et al. Neratinib after trastuzumab-based adjuvant therapy in patients with HER2-positive breast cancer（ExteNET）：a multicentre，randomized，double-blind，placebo-controlled，phase 3 trial. Lancet Oncol，2016，17（3）：367-377.

15. PEREZ E A，ROMOND E H，SUMAN V J，et al. Trastuzumab plus adjuvant chemotherapy for human epidermal growth factor receptor 2-positive breast cancer：planned joint analysis of overall survival from NSABP B-31 and NCCTG N9831. J Clin Oncol，2014，32（33）：3744-3752.

16. SLAMON D，EIERMANN W，ROBERT N，et al. Adjuvant trastuzumab in HER2-positive breast cancer. N Engl J Med，2011，365（14）：1273-1283.

17. TOLANEY S M，GUO H，PERNAS S，et al. Seven-year follow-up analysis of adjuvant paclitaxel and trastuzumab trial for node-negative，human epidermal growth factor receptor 2-positive breast cancer. J Clin Oncol，2019，37（22）：1868-1875.

18. VON MINCKWITZ G，HUANG C S，MANO M S，et al. Trastuzumab emtansine for residual invasive HER2-positive breast cancer. N Engl J Med，2019，380（7）：617-628.

19. JONES S E，COLLEA R，PAUL D，et al. Adjuvant docetaxel and cyclophosphamide plus trastuzumab in patients with HER2-amplified early stage breast cancer：a single-group，open-label，phase 2 study. Lancet Oncol，2013，14（11）：1121-1128.

20. GRINDA T，JOYON N，LUSQUE A，et al. Phenotypic discordance between primary and metastatic breast cancer in the large-scale real-life multicenter French ESME cohort. NPJ Breast Cancer，2021，7（1）：41.

21. NIIKURA N，LIU J，HAYASHI N，et al. Loss of human epidermal growth factor receptor 2（HER2）expression in metastatic sites of HER-2-overexpressing primary breast tumors. J Clin Oncol，2012，30（6）：593-599.

22. BOTTERI E，DISALVATORE D，CURIGLIANO G，et al. Biopsy of liver metastasis for women with breast cancer：impact on survival. Breast，2012，21（3）：284-288.

23. BERTUCCI F, NG C K Y, PATSOURIS A, et al. Genomic characterization of metastatic breast cancers. Nature, 2019, 569 (7757): 560-564.

24. LI J, WANG S, WANG Y, et al. Disparities of trastuzumab use in resource-limited or resource-abundant regions and its survival benefit on HER-2 positive breast cancer: a real-world study from China. Oncologist, 2017, 22 (11): 1333-1338.

25. SLAMON D J, LEYLAND-JONES B, SHAK S, et al. Use of chemotherapy plus a monoclonal antibody against HER2 for metastatic breast cancer that overexpresses HER-2. N Engl J Med, 2001, 344 (11): 783-792.

26. MARTY M, COGNETTI F, MARANINCHI D, et al. Randomized phase II trial of the efficacy and safety of trastuzumab combined with docetaxel in patients with human epidermal growth factor receptor 2-positive metastatic breast cancer administered as first-line treatment: the M77001 study group. J Clin Oncol, 2005, 23 (19): 4265-4274.

27. SWAIN S M, MILES D, KIM S B, et al.. Pertuzumab, trastuzumab, and docetaxel for HER2-positive metastatic breast cancer (CLEOPATRA): end-of-study results from a double-blind, randomized, placebo-controlled, phase 3 study. Lancet Oncol, 2020, 21 (4): 519-530.

28. VERMA S, MILES D, GIANNI L, et al. Trastuzumab emtansine for HER2-positive advanced breast cancer. N Engl J Med, 2012, 367 (19): 1783-1791.

29. CORTÉS J, KIM S B, CHUNG W P, et al. Trastuzumab deruxtecan versus trastuzumab emtansine for breast cancer. N Engl J Med, 2022, 386 (12): 1143-1154.

30. YAN M, BIAN L, HU X, et al. Pyrotinib plus capecitabine for human epidermal growth factor receptor 2-positive metastatic breast cancer after trastuzumab and taxanes (PHENIX): a randomized, double-blind, placebo-controlled phase 3

study. Transl Breast Cancer Res，2020，1：13.

31. XU B，YAN M，MA F，et al. Pyrotinib plus capecitabine versus lapatinib plus capecitabine for the treatment of HER2-positive metastatic breast cancer（PHOEBE）：a multicentre，open-label，randomized，controlled，phase 3 trial. Lancet Oncol，2021，22（3）：351-360.

32. 中国临床肿瘤学会乳腺癌专家委员会，中国抗癌协会乳腺癌专业委员会. 人表皮生长因子受体 2 阳性乳腺癌临床诊疗专家共识（2021 版）. 中华医学杂志，2021，101（17）：1226-1231.

33. LI F，XU F，LI J，et al. Pyrotinib versus trastuzumab emtansine for HER2-positive metastatic breast cancer after previous trastuzumab and lapatinib treatment：a real-world study. Ann Transl Med，2021，9（2）：103.

34. MODI S，SAURA C，YAMASHITA T，et al. Trastuzumab deruxtecan in previously treated HER2-positive breast cancer. N Engl J Med，2020，382（7）：610-621.

35. MODI S，JACOT W，YAMASHITA T，et al. Trastuzumab deruxtecan in previously treated HER2-low advanced breast cancer. N Engl J Med，2022，387（1）：9-20.

36. TARANTINO P，HAMILTON E，TOLANEY S M，et al. HER2-low breast cancer：pathological and clinical landscape. J Clin Oncol，2020，38（17）：1951-1962.

37. MODI S，PARK H，MURTHY R K，et al. Antitumor activity and safety of trastuzumab deruxtecan in patients with HER2-low-expressing advanced breast cancer：results from a phase Ib study. J Clin Oncol，2020，38（17）：1887-1896.

38. ZHANG G，REN C，LI C，et al. Distinct clinical and somatic mutational

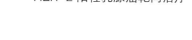

features of breast tumors with high-, low-, or non-expressing human epidermal growth factor receptor 2 status. BMC Med，2022，20（1）：142.

39. ROMOND E H，PEREZ E A，BRYANT J，et al. Trastuzumab plus adjuvant chemotherapy for operable HER2-positive breast cancer. N Engl J Med，2005，353（16）：1673-1684.

40. FEHRENBACHER L，CECCHINI R S，GEYER C E J R，et al. NSABP B-47/ NRG oncology phase III randomized trial comparing adjuvant chemotherapy with or without trastuzumab in high-risk invasive breast cancer negative for HER2 by FISH and with IHC 1+ or 2. J Clin Oncol，2020，38（5）：444-453.

41. KAUFMAN B，MACKEY J R，CLEMENS M R，et al. Trastuzumab plus anastrozole versus anastrozole alone for the treatment of postmenopausal women with human epidermal growth factor receptor 2-positive，hormone receptor-positive metastatic breast cancer：results from the randomized phase III TAnDEM study. J Clin Oncol，2009，27（33）：5529-5537.

42. JOHNSTON S，PIPPEN J J R，PIVOT X，et al. Lapatinib combined with letrozole versus letrozole and placebo as first-line therapy for postmenopausal hormone receptor-positive metastatic breast cancer. J Clin Oncol，2009，27（33）：5538-5546.

43. JOHNSTON S R D，HEGG R，IM S A，et al. Phase III，randomized study of dual human epidermal growth factor receptor 2 （HER-2） blockade with lapatinib plus trastuzumab in combination with an aromatase inhibitor in postmenopausal women with HER-2-positive，hormone receptor-positive metastatic breast cancer：updated results of ALTERNATIVE . J Clin Oncol，2021，39（1）：79-89.

44. HUA X，BI X W，ZHAO J L，et al. Trastuzumab plus endocrine therapy or chemotherapy as first-line treatment for patients with hormone receptor-positive and

HER2-positive metastatic breast cancer （SYSUCC-002）. Clin Cancer Res，2022，28（4）：637-645.

45. TOLANEY S M，WARDLEY A M，ZAMBELLI S，et al. Abemaciclib plus trastuzumab with or without fulvestrant versus trastuzumab plus standard-of-care chemotherapy in women with hormone receptor-positive，HER2-positive advanced breast cancer （monarcHER）： a randomized，open-label，phase 2 trial. Lancet Oncol，2020，21（6）：763-775.

46. YAN M，OUYANG Q，SUN T，et al. Pyrotinib plus capecitabine for patients with human epidermal growth factor receptor 2-positive breast cancer and brain metastases （PERMEATE）： a multicentre，single-arm，two-cohort，phase 2 trial. Lancet Oncol， 2022，23（3）：353-361.

47. MURTHY R K，LOI S，OKINES A，et al. Tucatinib，trastuzumab，and capecitabine for HER2-positive metastatic breast cancer. N Engl J Med，2020，382（7）：597-609.

48. XU B，ZHANG Q，SUN T，et al. Efficacy，safety，and immunogenicity of HLX02 compared with reference trastuzumab in patients with recurrent or metastatic HER2-positive breast cancer： a randomized phase III equivalence trial. BioDrugs，2021，35（3）：337-350.

49. 王碧芸，葛睿，江泽飞，等 . 乳腺癌靶向人表皮生长因子受体 2 酪氨酸激酶抑制剂不良反应管理共识 . 中华肿瘤杂志，2020，42（10）： 798-806.

三阴性乳腺癌治疗的热点问题和进展

63. 三阴性乳腺癌具有高度多样性，包含不同分子分型

　　三阴性乳腺癌是对 ER、PR、HER-2 三者表达均为阴性的一大类乳腺癌的统称，约占全部乳腺癌的 15%。因这一亚型缺少激素受体和 HER-2 受体表达，所以既往被认为缺少有效治疗靶点，是乳腺癌治疗的难点。但随着近年来研究的逐渐深入，发现 TNBC 具有基因分子特征的高度多样性，并不是传统认识中的单一类型，可以区分为不同的分子亚型。TNBC 按照基因表达谱可分为生物学行为各异的 6 个亚型，即基底细胞样 1 和 2 型（BL1 和 BL2）、免疫调节型（IM）、间质型（M）、间质干细胞型（MSL）和雄激素依赖型（LAR），不同亚型具有不同的治疗敏感性和预后。

　　国内邵志敏教授团队根据我国患者数据库，提出三阴性乳腺癌"复旦分型"，分为4种分子亚型：免疫调节型（IM）、腔面雄激素受体型（LAR）、基底样免疫抑制型（BLIS）、间质样型（MES）。随后，该研究团队开展了FUTURE（Ⅰb/Ⅱ期）临床研究，根据不同亚型的治疗靶点给予相应治疗，将69例多线治疗失败的晚期三阴性乳腺癌患者（中位治疗失败方案数为3，范围为1～8,）分为7组进行治疗，有效率为29%（95%*CI*：18.7%～41.2%），其中免疫调节亚型应用PD-1抑制剂卡瑞利珠单抗+白蛋白紫杉醇两药联合方案治疗的ORR达52.6%（95%*CI*：28.9%～75.6%），这表明根据分子亚型进行靶向治疗，难治型晚期三阴性乳腺癌可以取得临床获益。

　　进一步非盲单组Ⅱ期FUTURE-C-PLUS研究显示，三药联合方案即卡瑞利珠单抗+白蛋白紫杉醇+法米替尼[血管内皮生长因子受体2（VEGFR2）、血小板来源生长因子受体（PDGFR）、干细胞生长因子受体c-kit三靶点酪氨酸激酶抑制剂]一线治疗免疫调节型TNBC（47.9%的患者伴有≥3处转移，50%的患者伴有肺转移，20.8%的患者伴有肝转移），确认的ORR达81.3%（95%*CI*：70.2～92.3），mPFS为13.6个月（95% *CI*：8.4～18.8）。

　　这一系列研究的发展使我们看到，未来TNBC会向着更加精细分型和精准治疗的方向发展，将会给TNBC患者带来更多的治疗获益。

64. 化疗仍是三阴性乳腺癌分层治疗的基石

三阴性乳腺癌的系统治疗既往以化疗为主，近年来虽然抗肿瘤血管生成治疗、免疫治疗、靶向治疗等治疗策略在 TNBC 中取得了长足的进步，然而这些新疗法大多数仍需要联合化疗。迄今，无论新辅助治疗、辅助治疗还是晚期阶段，化疗在 TNBC 分层治疗中仍然发挥着重要作用。

TNBC 新辅助治疗仍以专家组推荐的蒽环类药物联合紫杉类药物（AT）为优选方案。AT 治疗有效者，应按照既定方案完成新辅助治疗；当 AT 方案疗效欠佳时，应及时更换化疗方案，如可更换为含铂方案 NP（长春瑞滨 + 顺铂），序贯治疗效果仍欠佳时应尽快争取手术机会。

TNBC 辅助化疗亦以蒽环类联合紫杉类药物为主体。2017 年 St.Gallen 国际乳腺癌会议提出化疗加减法的理念，从而使 AC-T（蒽环类 + 环磷酰胺，序贯至紫衫类）、ddAC-ddT（剂量密集 AC，序贯至剂量密集 T）、TC（紫杉类 + 环磷酰胺）、AC（蒽环类 + 环磷酰胺）方案成为满足不同危险度分层治疗的经典方案。对于淋巴结阳性或肿块 > 2 cm 的患者，首选 ddAC-ddT 或 AC-T 方案；而对于肿块 ≤ 2 cm 且淋巴结阴性的复发风险较低患者，则给予 TC 或 AC 方案。

出现复发转移后，TNBC 解救治疗按照紫杉类治疗敏感和紫杉类治疗失败两类不同患者人群进行分层推荐。紫杉类治疗敏感患者的 I 级推荐仍基于紫杉单药或 TX（紫杉类＋卡培他滨）、TP（紫杉类＋铂类）、GT（吉西他滨＋紫杉类）联合方案。基于 KEYNOTE-355 研究结果，对于 PD-L1 综合阳性评分（combined positive score，CPS）评分 ≥ 10 分的患者可以考虑白蛋白紫杉醇联合 PD-1 抑制剂治疗。此外，在充分评估的情况下可以考虑紫杉类联合贝伐珠单抗治疗。对于紫杉类治疗失败的患者，可以根据肿瘤负荷及身体状况，考虑单药或联合化疗，推荐艾立布林、长春瑞滨、吉西他滨、卡培他滨单药或者 NP（长春瑞滨＋铂类）、NX（长春瑞滨＋卡培他滨）、GP（吉西他滨＋铂类）及优替德隆＋卡培他滨联合方案。此外，依托泊苷、卡培他滨联合贝伐珠单抗、非 T 化疗联合 PD-1 抑制剂也是可考虑的选择。

对于 TNBC 患者，无论早期还是晚期阶段治疗都离不开化疗。早期治疗目的是争取治愈，因此强调标准、规范化治疗；晚期治疗以控制疾病为目标，需要采取"细水长流、延年益寿"的治疗策略，给予患者最优的一线治疗，在联合化疗达到一定周期数后，如果不良反应不能耐受，可以考虑减至单药维持治疗，如便于使用的口服化疗药物。

65. 适合在（新）辅助治疗中应用铂类化疗的三阴性乳腺癌患者

铂类化疗能够使肿瘤细胞 DNA 双链断裂进而导致细胞凋

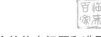

亡，在 TNBC 新辅助和辅助治疗中加入铂类的疗效是持续不断进行研究、探讨的话题。

CALGB 40603 研究、GeparSixto 研究均表明在蒽环类联合紫杉类化疗基础上加用卡铂，可使 pCR 率提高至 54% 左右。而多项针对 TNBC 患者的 Meta 分析结果也提示，对于早期三阴性乳腺癌的新辅助治疗，含铂方案较常规方案 pCR 率更高且耐受性良好。在我国患者中开展的 NeoCART Ⅱ 期研究显示，与 AC-T 8 个周期方案相比，TCb（多西他赛 + 卡铂）6 个周期方案可提高 pCR 率（61.4% vs. 38.6%）且获得 pCR 的患者的生存获益显著提高。

这些研究显示铂类可提高三阴性乳腺癌新辅助治疗 pCR 率，可在标准治疗的基础上考虑加用铂类，但由于Ⅲ期临床研究数据不多，目前并不将其作为常规推荐。年轻、有乳腺癌家族史的三阴性乳腺癌患者，尤其在存在 BRCA1/2 基因突变时，考虑应用含铂方案更为合适。BRCA 基因在 DNA 损伤修复中起重要作用，其突变则可导致 DNA 损伤修复障碍，而铂类药物独特的作用机制使得其对 DNA 损伤修复缺陷的癌细胞有更强大的杀伤作用，可进一步提高新辅助治疗的 pCR 率。

铂类药物在 TNBC 辅助治疗中的地位仍存在一定争议，对于已知存在 BRCA 基因突变的 TNBC 患者，大多数专家认为应该在新辅助治疗中提前考虑铂类。PATTERN 研究为 TNBC 铂类辅助化疗提供了证据，与 FEC-T 方案相比，TCb（紫杉醇＋卡铂）方案 5 年 DFS 提高 6.2%，复发风险降低 35%（86.5% *vs.* 80.3%，*HR*=0.65）。探索性亚组分析发现年轻、肿瘤分级高者更倾向于从铂类治疗中获益。另外，一项多中心临床研究数据显示，TCb 方案用于 TNBC 辅助化疗非劣效于标准 AC-T 方案，8 年 DFS 为 81.73% *vs.* 78.35%（*P*=0.496），8 年 OS 为 89.14% *vs.* 87.15%（*P*=0.676）。因此，去蒽环的紫杉类＋铂类成为 TNBC 患者辅助化疗的可选方案，尤其是对于有心脏疾病或心脏功能不良患者。

总体来说，铂类应用于 TNBC 新辅助或辅助化疗均有优于或者不劣于常规方案的研究结果报道，但目前并不推荐对所有 TNBC 使用含铂方案。年轻、三阴性、有乳腺癌家族史尤其是存在 *BRCA1/2* 基因突变乳腺癌患者，可积极考虑铂类治疗，并且力争在新辅助治疗阶段中应用。

66. 卡培他滨用于早期三阴性乳腺癌强化辅助治疗带来获益

新辅助治疗能够达到的重要目的之一是检测肿瘤对药物的敏感性，筛选出常规治疗方案和强度无法达到 pCR 的患者，并予以强化辅助治疗，从而改善患者的整体预后。

CREATE-X/JBCRG-04 Ⅲ期研究开启了强化辅助治疗的新

时代，结果表明，经新辅助化疗后未达 pCR 的 HER-2 阴性乳腺癌患者，术后进行 8 个周期卡培他滨强化辅助治疗相比对照组可显著改善 DFS 和 OS。TNBC 亚组生存获益更为显著，5 年 DFS 率可提高 13.7%（69.8% *vs.* 56.1%），5 年 OS 率可提高 8.5%（78.8% *vs.* 70.3%），复发风险可降低 42%，死亡风险可降低 48%。

SYSUCC-001 研究是由我国学者发起的一项针对早期三阴性乳腺癌强化辅助治疗的临床研究，结果显示，对于完成标准治疗的 TNBC 患者，采用 1 年卡培他滨节拍化疗进行强化辅助治疗对比观察组可显著改善 5 年 DFS，5 年 DFS 率从 73.0% 提高至 82.8%（*HR*=0.64，95% *CI*：0.42 ～ 0.95，*P* = 0.03），同时患者的耐受性良好，91% 的患者完成了治疗。

此外，多项关于在标准辅助化疗基础上增加卡培他滨强化治疗的 Meta 分析结果均一致显示，TNBC 患者无论 DFS 还是 OS 均能呈现出显著的获益趋势，具有明确的临床应用价值。

铂类用于新辅助治疗后 non-pCR 的 TNBC 患者强化辅助治疗的疗效能否优于卡培他滨？ECOG-ACRIN EA1131 Ⅲ 期研究试图回答这个问题，但结果为阴性，铂类与卡培他滨相比，3 年无浸润性疾病生存期率（42% *vs.* 49%，*HR*=1.06，95% *CI*：0.62 ～ 1.81）和 3 年 OS 率（58% *vs.* 66%，*HR*=1.13，95%*CI*：0.71 ～ 1.79）均较低，并且 3/4 级不良事件（adverse event，AE）更高（26% *vs.* 15%），最终该试验被终止。

总而言之，目前新辅助治疗后未达 pCR 的 TNBC 患者，强化辅助治疗推荐应用卡培他滨治疗 6 ～ 8 个周期，但应用的前提是完成足剂量、足疗程的新辅助治疗。而未行新辅助治疗的患者，完成标准辅助化疗后，建议无 *BRCA* 突变者进行后续强化治疗，即继续卡培他滨节拍化疗 1 年。

67. 紫杉类药物治疗敏感患者的晚期一线治疗推荐再使用紫杉类药物

大多数乳腺癌患者的初始治疗方案包括紫杉类药物。新辅助治疗有效且治疗结束至复发转移大于 12 个月或者辅助治疗结束至复发转移大于 12 个月的患者发生复发转移与紫杉类药物耐药之间并无必然联系，可以考虑在晚期一线治疗中再次使用紫杉类药物。单药方案包括白蛋白紫杉醇、多西他赛和紫杉醇，联合方案可选紫杉类＋卡培他滨（TX）、紫杉类＋铂类（TP）、紫杉类＋吉西他滨（GT）、紫杉类＋贝伐单抗、白蛋白紫杉醇+PD-1 抑制剂。

既往研究对比了白蛋白紫杉醇周疗及 3 周疗与多西他赛用于晚期乳腺癌一线治疗的疗效和安全性。白蛋白紫杉醇 150 mg/m^2 剂量周疗相比多西他赛显著延长了 PFS（12.9 个月 *vs.* 7.5 个月，*P*=0.0065）。ORR 在白蛋白紫杉醇 150 mg/m^2（49%）和 100 mg/m^2（45%）周疗剂量组均高于多西他赛（35%），但是无统计学显著性差异。疾病控制率在白蛋白紫杉醇 2 周疗剂量组均显著高于多西他赛。而白蛋白紫杉醇 3 周疗与多西他赛相比 PFS 或 ORR 均无显著性差异。不良反应评估显示白蛋白紫杉醇总体较多西他赛轻。后续研究显示白蛋白紫杉醇 150 mg/m^2 周疗组 mOS 相比其余 3 组延长（分别为 33.8 个月、22.2 个月、27.7 个月和 26.6 个月，总体 P=0.047）。因此，白蛋白紫杉醇周疗方案有效率高、安全性好，结合晚期患者身体状况，应给予优先考虑。

铂类药物是晚期 TNBC 患者的有效选择，特别是存在 *BRCA1/2* 基因突变的患者。一项随机对照研究结果表明在转移性三阴性乳腺癌（mTNBC）一线治疗中，卡铂 + 多西他赛与卡培他滨 + 多西他赛比较，ORR 显著提高（63.0% *vs.* 15.4%，P=0.001），mPFS 显著延长（10.9 个月 *vs.* 4.8 个月，P < 0.001），mOS 也显著延长（32.8 个月 *vs.* 21.5 个月，P=0.027）。因此，铂类联合紫杉类药物是 mTNBC 首选的一线联合化疗方案。

抗肿瘤血管生成药物贝伐珠单抗联合紫杉类药物用于晚期乳腺癌一线治疗可显著延长 mPFS，这在 E2100、AVADO 等研究中得到了证实，但未显示出 OS 获益，并且安全性方面存在出血风险，因此可以选择但并非推荐治疗方案。

PD-1 抑制剂联合化疗用于晚期 TNBC 不断取得进展。KEY-NOTE-355 研究表明帕博利珠单抗联合白蛋白紫杉醇、紫杉醇或吉西他滨 / 卡铂一线治疗显著改善了 PD-L1 CPS 评分 ≥ 10 分患者的 PFS 和 OS，因此对于符合 PD-L1 CPS 评分 ≥ 10 分的患者，在经充分评估的前提下可考虑白蛋白紫杉醇联合免疫治疗。

紫杉类药物至今仍是化疗中的基石药物，其有效率高，不良反应可控，尤其是白蛋白紫杉醇在晚期乳腺癌治疗中发挥着重要作用，因此在复发转移阶段，应做到充分评估、适用尽用，充分发挥其给患者带来潜在治疗获益。

68. 紫杉类药物耐药患者复发转移后的治疗药物选择

在临床实践中，部分患者对含紫杉类药物新辅助治疗无效，或者新辅助 / 辅助治疗结束至出现复发转移小于 12 个月。这部分患者可能存在紫杉类原发耐药、复发转移后再次应用紫杉类药物效果不理想，因此需要考虑非紫杉类药物的使用。

铂类药物仍是晚期 TNBC 联合化疗的首选。笔者课题组在 186 例 HER-2 阴性晚期乳腺癌患者中探讨了含铂方案 [长春瑞滨 + 顺铂（NP）*vs.* 吉西他滨 + 顺铂（GP）] 的疗效、安全性及相关分子标志物，结果显示 NP 和 GP 方案在 HER-2 阴性乳腺癌及 TNBC 亚组中疗效相当，不良反应均可耐受，PTEN、p53 蛋白表达共阴性患者与共阳性患者比较，mPFS 显著延长，临床获益率更高。

我国原创 304 研究、BG01-1312L 研究为艾立布林、优替德隆等新型化疗药物在紫杉类药物治疗失败患者中的临床应用提供了有力证据。艾立布林是一种非紫杉类微管抑制剂，在 304 研究中其显示较长春瑞滨可显著延长 PFS、提高 ORR，且不良事件发生率相似。优替德隆是我国自主研发的新一代微管抑制剂，在 BG01-1312L 研究中显示其联合卡培他滨对比卡培他滨单药可明显延长 PFS（8.57 个月 *vs.* 4.11 个月，*HR*=0.46）和 OS（20.9 个月 *vs.* 15.7 个月，*HR*=0.69）。

PD-1 抑制剂联合非 T 化疗在晚期 TNBC 中的探索亦取得了较好的突破。艾立布林联合帕博利珠单抗一线至三线治疗 mTNBC 显示出较好的抗肿瘤活性，其 ORR 和 CBR 分别为 33.3% 和 41.0%，mPFS 为 4.1 个月，mOS 为 16.1 个月，AE 可耐受。卡培他滨联合帕博利珠单抗用于中位化疗线数为 1（范围为 0～5）的 mTNBC，mPFS 为 4.0 个月（95% *CI*：1.9～12.7），mOS 为 15.3 个月（95% *CI*：4.4～19.4），AE 相比单药化疗未见明显加重。因此，对于紫杉类耐药的晚期 TNBC 患者，尤其是 PD-L1 表达阳性且一线至三线初期治疗的患者，优选非 T 化疗联合 PD-1 抑制剂也是一种可行的治疗选择。

因此，遵循分层治疗的原则，对于紫杉类耐药的患者，复发转移后联合方案建议选用含铂类方案 NP 和 GP，或含卡培他滨方案如 NX（长春瑞滨 + 卡培他滨）、优替德隆 + 卡培他滨，以及非 T 化疗联合 PD-1 抑制剂等；单药方案可考虑艾立布林、长春瑞滨、卡培他滨等。应综合患者肿瘤负荷、年龄、体力状况、既往使用药物等诸多因素，衡量上述何种方案为最优选择，从而达到治疗的最大优化。

69. *BRCA1/2* 基因检测的适合人群和时机

5%～10% 的乳腺癌与遗传基因突变相关，其中最常见的易感基因为 *BRCA1/2*。*BRCA1/2* 基因是一种肿瘤抑制基因，分别位于人类染色体 17q21 和 13q12 上，其编码的蛋白作用于多种细胞生命过程，包括 DNA 损伤修复、基因转录调控和细胞周期调节等。

女性 *BRCA1* 基因突变携带者发生乳腺癌累积风险为 57%～60%，*BCRA2* 基因突变携带者风险为 49%～55%，相比普通人群，*BRCA1/2* 基因突变携带者乳腺癌发病风险提高了 10～20 倍。TNBC 患者 *BRCA1/2* 基因突变率约为 12%。HR 阳性 HER-2 阴性乳腺癌患者 *BRCA1/2* 基因突变率虽较低（4%），但该型患者占整个乳腺癌人群的 70%，也不容忽视，尤其对于有乳腺癌家族史的患者。

BRCA1/2 是 DNA 同源重组修复途径中的关键蛋白，*BRCA1/2* 基因突变会造成该蛋白功能丧失，引起同源重组修复缺陷，使其对铂类或聚腺苷二磷酸核糖聚合酶（poly ADP-ribose polymerase，PARP）抑制剂等致 DNA 损伤药物敏感。TNT 研究表明在 TNBC 患者整组中，单药卡铂的 ORR、PFS 及 OS 与多西他赛相当，但在 *BRCA1/2* 基因突变亚组患者中，卡铂显示出翻倍的 ORR（68% *vs.* 33.3%，*P*=0.03）和 PFS（6.8 个月 *vs.* 4.4 个月，*P*=0.002）。TBCRC009 研究也显示铂类单药治疗 mTNBC 患者，其中 *BRCA1/2* 基因突变携带者 ORR 较非携带者显著升高（54.5% *vs.* 19.7%，*P*=0.02）。

根据《中国乳腺癌患者 *BRCA1/2* 基因检测与临床应用专家共识》，推荐进行 *BRCA1/2* 基因检测的人群见表 8。总体来说，所有三阴性乳腺癌及年轻、有家族遗传性肿瘤病史的 HR 阳性 HER-2 阴性乳腺癌患者，均应进行检测，并且建议在发病后尽早进行检测，更有助于抗肿瘤治疗的精准决策和疾病的全程管理，给患者带来最大获益。

表 8　《中国乳腺癌患者 *BRCA1/2* 基因检测与临床应用专家共识》推荐的 *BRCA1/2* 基因检测人群

≤ 40 岁发病

≤ 50 岁发病，同时伴有：

（1）第二原发性乳腺癌

（2）满足 ≥ 1 项以下家族史标准：

　①≥ 1 血缘近亲有任何年龄发病的乳腺癌史；

　②≥ 1 血缘近亲有胰腺癌史；

　③≥ 1 亲属有前列腺癌史（Gleason 评分 ≥ 7 分）；

　④未知或有限的家族史

≤ 60 岁发病，同时伴有三阴性乳腺癌

所有男性乳腺癌

任何年龄发病，同时满足 ≥ 1 项以下家族史标准：

　①≥ 1 血缘近亲有 ≤ 50 岁发病的乳腺癌史；

　②≥ 2 血缘近亲有任何年龄发病的乳腺癌史；

　③≥ 1 血缘近亲有卵巢癌史；

　④有三级亲属患右乳腺癌和（或）卵巢癌，同时其有 ≥ 2 血缘近亲患有乳腺癌（其中至少有 1 例 ≤ 50 岁）和（或）卵巢癌；

　⑤血缘近亲有男性乳腺癌家族史；

　⑥≥ 2 血缘近亲有任何年龄发病的胰腺癌和（或）前列腺癌（Gleason 评分 ≥ 7 分）；

　⑦有已知的家族型致病性 *BRCA1/2* 基因突变

70. *BRCA1/2* 基因突变高风险早期乳腺癌的强化辅助治疗

PARP 基因可修复 DNA 单链损伤，*BRCA* 基因可修复 DNA 双链损伤，因此 *BRCA* 基因突变的肿瘤细胞只能依靠 PARP 修复 DNA 单链，通过使用 PARP 抑制剂 "抑制" 和 "捕获" *PARP* 基因，阻止 DNA 单链修复，形成 "合成致死" 效应，最终可导致肿瘤细胞死亡。

奥拉帕利（olaparib）是目前治疗 *BRCA1/2* 突变乳腺癌患者研究数据最多的 PARP 抑制剂，其在晚期阶段显示疗效后，已由晚期治疗推向早期治疗。OlympiA 研究首次证实 PARP 抑制剂可以显著改善早期 *BRCA1/2* 突变高危患者的生存获益。

OlympiA Ⅲ 期临床研究纳入携带 *BRCA1/2* 胚系突变或致病突变的 HER-2 阴性早期乳腺癌患者：①经新辅助治疗后 non-pCR 的 TNBC 或者 non-pCR 且 CPS+EG 评分 ≥ 3 分的 ER 阳性 HER-2 阴性乳腺癌；②经辅助化疗后分期 ≥ pT2 或 ≥ pN1 的 TNBC 或者淋巴结阳性 ≥ 4 个的 ER 阳性 HER-2 阴性乳腺癌患者。入选的 1836 例中 TNBC 占 81.5%，将患者按 1∶1 随机分为接受奥拉帕利（300 mg 2 次 / 日）或安慰剂治疗，时长为 1 年。

在中位随访 2.5 年进行中期分析时，奥拉帕利和安慰剂相比显著改善了 iDFS 和无远处转移生存期（DDFS）。3 年 iDFS

率为 85.9% *vs.* 77.1%，绝对获益为 8.8%（*HR*=0.58，95% *CI*：0.41 ～ 0.82，*P* < 0.001）；3 年 DDFS 率为 87.5% *vs.* 80.4%，绝对获益为 7.1%（*HR*=0.57，95% *CI*：0.39 ～ 0.83，*P* < 0.001）；3 年 OS 率为 92.0% *vs.* 88.3%（*HR*=0.68，95% *CI*：0.44 ～ 1.05，*P*=0.024），OS 没有跨越预设的临界值（*P* < 0.01）。2022 年 ESMO Virtual Plenary 会议上更新了 Olympi A 研究中 OS 结果，奥拉帕利对比安慰剂 3 年 OS 率为 92.8% *vs.* 89.1%（*HR*=0.68，95% *CI*：0.47 ～ 0.97，*P*=0.009），4 年 OS 率为 89.2% *vs.* 86.4%（95% *CI*：0.1% ～ 6.8%），跨越了预设的显著性临界值（*P* < 0.015）。

综上所述，Olympi A 研究证实 *BRCA1/2* 突变的高风险 HER-2 阴性早期乳腺癌强化辅助治疗中应用奥拉帕利 1 年，可在 iDFS、DDFS 和 OS 方面显著获益。因此，对于存在 *BRCA1/2* 突变、足量新辅助治疗后 non-pCR TNBC 患者的强化治疗及具有高危因素的 TNBC 患者完成辅助治疗后的强化治疗均可考虑奥拉帕利，但目前国内尚未批准此适应证，建议慎重考虑。值得提醒的是，存在 *BRCA1/2* 突变但激素受体阳性乳腺癌患者，辅助内分泌治疗获益更为重要，对于高危患者，目前尚缺乏循证医学证据指导 CDK4/6 抑制剂与 PARP 抑制剂强化治疗的选择，临床实践中应充分权衡治疗给患者带来的可能获益。

71. PARP 抑制剂是 *BRCA1/2* 突变晚期乳腺癌的有效治疗药物

对于存在 *BRCA1/2* 突变的晚期乳腺癌，PARP 抑制剂疗效优于化疗，不良反应少于化疗。研究集中于奥拉帕利、他拉唑帕利（talazoparib）、维利帕尼（veliparib）、尼拉帕利（niraparib）以及我国原研帕米帕利（pamiparib）。

OlympiAD Ⅲ期研究针对携带胚系 *BRCA1/2* 突变的 HER-2 阴性晚期乳腺癌，一线至三线接受奥拉帕利或医生选择的非铂化疗（卡培他滨、艾立布林、长春瑞滨）。结果显示奥拉帕利组 mPFS 较化疗组显著延长（7.0 个月 *vs.* 4.2 个月，*HR*=0.58，95% *CI*：0.43 ～ 0.80，*P* < 0.001）；所有亚型均可见 PFS 获益，TNBC 亚组最为显著；两组 OS 为 19.3 个月 *vs.* 17.1 个月（*HR*=0.90，95% *CI*：0.66 ～ 1.23，*P*=0.513），无显著差异。

EMBRACA Ⅲ期研究中，针对存在胚系 *BRCA1/2* 突变的 HER-2 阴性晚期乳腺癌，将他拉唑帕利或医生选择的单药化疗（卡培他滨、艾立布林、吉西他滨、长春瑞滨）作为二线以上治疗，结果显示他拉唑帕利组 mPFS 显著延长（8.6 个月 *vs.* 5.6 个月，*HR*=0.54，95% *CI*：0.41 ～ 0.71，*P* < 0.001），ORR 显著提高（62.6% *vs.* 27.2%，*P* < 0.001）。

PARP 抑制剂联合化疗的疗效是否优于两种单药的探索也得到了一些阳性结果。一项 Ⅰ 期研究显示奥拉帕利联合顺铂用

于 *BRCA1/2* 突变的晚期乳腺癌患者的 ORR 高达 71%，高于奥拉帕利或顺铂单药的有效率。BROCADE3 Ⅲ期研究纳入携带 *BRCA1/2* 突变且既往化疗小于二线的 HER-2 阴性晚期乳腺癌患者，给予维利帕利联合卡铂 + 紫杉醇对比卡铂 + 紫杉醇，结果表明在意向性治疗（ITT）人群中，两组 mPFS 为 145 个月 *vs.* 126 个月（*HR*=0.71，95% *CI*：0.57 ～ 0.88，*P*=0.0016）。

此外，PARP 抑制剂联合免疫治疗的相关研究也初见成效，Ⅱ期研究显示尼拉帕利联合帕博利珠单抗在 *gBRCA* 突变乳腺癌患者中的疗效优于 mTNBC 总体人群。

国内原研 PARP 抑制剂帕米帕利用于 *gBRCA* 突变 HER-2 阴性晚期乳腺癌的Ⅱ期研究数据显示，在 TNBC 亚组中一线治疗 ORR 为 66.7%，二线治疗 ORR 为 34.5%，未经铂类治疗者 ORR 为 50%，经铂类治疗者 ORR 为 24%，提示铂类治疗后帕米帕利有效率降低，mPFS 为 5.49 个月，mOS 为 17.08 个月。帕米帕利获批上市提高了我国患者 PARP 抑制剂的可及性，期待进一步Ⅲ期研究的结果。

PARP 抑制剂可谓是靶向 *BRCA1/2* 的精准治疗药物，对于存在 *BRCA1/2* 突变的晚期三阴性乳腺癌，在标准化疗失败后，可考虑给予 PARP 抑制剂治疗，如奥拉帕利 300 mg、每日 2 次、口服。针对 PARP 抑制剂的研究未来仍然集中于与协同作用药物的联合使用，以期进一步提升 *BRCA1/2* 突变乳腺癌的临床疗效。

72. 免疫检查点抑制剂可显著提高早期三阴性乳腺癌（新）辅助治疗疗效

免疫治疗在多种实体瘤中取得了突破性进展。在乳腺癌领域，免疫治疗研究集中于 TNBC 亚型。TNBC 基因突变负荷高、肿瘤浸润淋巴细胞多、PD-L1 表达阳性比例高被认为是免疫原性最强的乳腺癌亚型，其更可能从免疫检查点抑制剂治疗中获益。免疫治疗现已从在晚期阶段中应用迈进早期（新）辅助阶段中应用，在化疗基础上联合免疫检查点抑制剂显著提高了 TNBC 患者新辅助治疗的 pCR 率，并且已证实在辅助治疗中继续使用，可以将疗效延续，显著提高患者生存获益。

KEYNOTE-522 研究是 PD-1 抑制剂帕博利珠单抗用于 TNBC 新辅助治疗的前瞻性随机对照 III 期研究，纳入 T1cN1 ～ 2 或 T2 ～ 4N0 ～ 2 期 mTNBC，将帕博利珠单抗贯穿新辅助治疗（全程帕博利珠单抗 + 4 个周期 TCb 序贯 4 个周期 EC）及辅助治疗（帕博利珠单抗 9 个周期），结果显示帕博利珠单抗 + 化疗组 pCR 率提高了 13.6%（64.8% vs. 51.2%，$P < 0.001$），PD-L1 阳性组提高了 14%（68.9% vs. 54.9%），PD-L1 阴性组提高了 15%（45.3% vs. 30.3%）。2022 年《新英格兰医学杂志》更新了生存数据，帕博利珠单抗 + 化疗组 3 年 EFS 率提高了 7.7%，发生事件或死亡风险显著降低了 37%（84.5% vs. 76.8%，$HR=0.63$，95% CI：0.48 ～ 0.82，$P < 0.001$）。

另一项证实 PD-1 抑制剂改善 TNBC 患者生存获益的研究是 Geparneuvo 研究，在新辅助化疗基础上联合 PD-L1 抑制剂度伐利尤单抗（全程度伐利尤单抗 +12 个周期蛋白紫杉醇序贯 4 个周期 AC），与化疗相比未能显著提高整体人群的 pCR 率（53.4% *vs.* 44.2%，*P*=0.287）。但 2021 年 ASCO 大会报道的生存数据显示，度伐利尤单抗组 3 年 iDFS 率（85.6% *vs.*77.2%，*HR*=0.31，*P*=0.0398）、DDFS 率（91.7% *vs.* 78.4%，*HR*=0.37，*P*=0.0078）和 OS 率（95.2% *vs.* 83.5%，*HR*=0.24，*P*=0.0108）均显著提高，提示免疫治疗加入新辅助治疗在 pCR 率小幅度提升的情况下，也可显著改善长期生存，值得开展更深入的研究。

PD-L1 抑制剂阿替利珠单抗用于 TNBC 新辅助治疗的研究未取得一致结果。IMpassion031 研究显示，阿替利珠单抗全程联合白蛋白紫杉醇序贯 AC，术后继续给予阿替利珠单抗治疗 11 个周期，整体人群 pCR 率提高了 16.5%（57.6% *vs.* 41.1%，*P*=0.0044），PD-L1 阳性组提高了 20%（69% *vs.* 49%），PD-L1 阴性组提高了 14%（48% *vs.* 34%）。而 NeoTRIP 研究则显示，阿替利珠单抗联合去蒽环方案白蛋白紫杉醇 + 卡铂治疗 8 个周期并未显著提高 pCR 率。对比分析可见两项研究的差异：①纳入人群差异（NeoTRIP 研究：分期偏晚的比例较高，T3/4 占 46%，N0 仅占 13%；IMpassion031 研究：T3/4 占 29.7%，N0 占 61.6%）：肿瘤负荷低的患者更能从免疫治疗中获益，可能与免疫微环境、患者机体免疫状态相关。②联合的化疗方案差异：最显著差异是有无蒽环，蒽环能直接杀伤肿瘤细胞，还能诱导肿瘤细胞免疫原性死亡、激活树突状细胞抗原递呈、增强 CD8$^+$T 细胞增生、解除肿瘤诱导的免疫抑制等，因此，蒽环在免疫治疗联合中的价值值得进一步衡量。

在紫杉和蒽环基础上联合免疫检查点抑制剂可提高 TNBC 患者 pCR 率（无论 PD-L1 表达状态），并且能够转化为生存获益。在当前临床实践中，可鼓励患者参加相关临床研究，同时在有高危因素的 TNBC 患者新辅助治疗中也可考虑应用 PD-1 抑制剂治疗。无论新辅助治疗是否达 pCR，术后均可继续使用 PD-1 抑制剂辅助治疗至满 1 年。

73. 免疫检查点抑制剂治疗晚期三阴性乳腺癌的研究进展

免疫检查点抑制剂单药治疗 mTNBC 的疗效较低，如帕博利珠单抗和阿替利珠单抗单药治疗的总体反应率在非一线 mTNBC 患者中约为 5%，在一线 mTNBC 患者中约为 20%。因此，联合不同机制的药物成为主要的研究方向，首当其冲是与化疗的联合。

KEYNOTE-355 Ⅲ 期研究探索了局部复发或 mTNBC 一线帕博利珠单抗联合化疗（白蛋白紫杉醇 / 紫杉醇 / 吉西他滨 + 卡

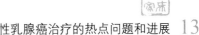

铂）对比安慰剂联合化疗的疗效和安全性，结果显示，在 PD-L1 CPS 评分 ≥ 10 分亚组中，帕博利珠单抗较安慰剂 PFS 显著延长（9.7 个月 *vs.* 5.6 个月，*HR*=0.65，95% *CI*：0.49 ～ 0.86，*P*=0.0012），并改善了 OS（23.0 个月 *vs.* 16.1 个月，*HR*=0.73，95% *CI*：0.55 ～ 0.95，*P*=0.0093）。因此，PD-L1 CPS ≥ 10 分的 mTNBC 患者是帕博利珠单抗联合化疗的主要获益人群。亚组分析提示帕博利珠单抗的疗效随 PD-L1 的富集而增加。

IMpassion130 Ⅲ 期研究则应用 PD-L1 抑制剂阿替利珠单抗联合白蛋白紫杉醇一线治疗 mTNBC，与安慰剂联合化疗相比，显著提高了 ITT 人群的 PFS（7.2 个月 *vs.* 5.5 个月，*HR*=0.80，95% *CI*：0.69 ～ 0.92，*P*=0.0025）和 PD-L1 阳性人群的 PFS（7.5 个月 *vs.* 5.0 个月，*HR*=0.62，95% *CI*：0.49 ～ 0.78，*P* < 0.0001）。最终分析结果显示 ITT 人群中两组 OS 无显著性差异（21.0 个月 *vs.* 18.7 个月，*HR*=0.87，95% *CI*：0.75 ～ 1.02，*P*=0.077），但 PD-L1 阳性人群 OS 显著改善（25.4 个月 *vs.* 17.9 个月，*HR*=0.67，95% *CI*：0.53 ～ 0.86）。

与 IMpassion130 研究设计相似，仅将化疗药物更改为紫杉醇的 IMpassion131 研究则为阴性结果：阿替利珠单抗联合紫杉醇一线治疗 mTNBC，在 ITT 和 PD-L1 阳性人群中 PFS 和 OS 均无改善。两项研究结果存在巨大差异，究竟是 IMpassion131 为假阴性，还是 IMpassion130 为假阳性？患者究竟是因白蛋白紫杉醇获得生存获益还是因阿替利珠单抗？2021 年 8 月企业主动撤回了阿替利珠单抗在 PD-L1 阳性 mTNBC 一线治疗的适应证，真相究竟如何还有待于更多后续研究来揭示。

PD-1 抑制剂与化疗联合的方案已取得显著疗效，与其他机制药物的联合研究也开展得如火如荼。与抗肿瘤血管生成药物联合，卡瑞利珠单抗联合阿帕替尼治疗 mTNBC 的开放标签 II 期研究，纳入晚期系统治疗 < 三线的患者，ORR 为 47.4%，DCR 为 68.4%。此无化疗方案的有效率显著高于单药 PD-1 抑制剂或单药阿帕替尼，这可能与之前基础研究中观察到的抗血管生成药物可以使肿瘤血管正常化、提升免疫细胞对肿瘤的浸润、改善肿瘤免疫微环境且诱导肿瘤 PD-L1 表达使患者对免疫治疗更敏感相关。

此外，PD-1 抑制剂与 PARP 抑制剂联合的研究也是建立在两药存在协同作用的基础上，长期抑制 PARP 导致持续的 DNA 损伤，从而改变肿瘤细胞的表观遗传，使其更容易被免疫细胞识别而清除，最终导致肿瘤细胞内在免疫原性增强。TOPACIO/KEYNOTE-162 II 期试验显示帕博利珠单抗联合尼拉帕利在 mTNBC 患者中 ORR 为 21%，DCR 为 49%；在 gBRCA 突变患者中 ORR 为 47%，DCR 为 80%，mPFS 为 8.3 个月。MEDIO-LA I / II 期研究评估了度伐利尤单抗联合奥拉帕利在解救化疗不超过二线的 gBRCA 突变 mTNBC 中，12 周 ORR 为 63.3%，DCR 为 80%，mPFS 为 8.2 个月，mOS 为 21.5 个月。

尚正在研究中的 PD-1 抑制剂与 AKT 抑制剂、PD-1 抑制剂与靶向 Trop-2（人类滋养层细胞表面糖蛋白抗原 -2）ADC 戈沙妥珠单抗等联合应用于晚期三阴性乳腺癌，最终目的是希望增强宿主的免疫反应，不断扩大可从免疫治疗中获益的患者亚群。

目前在临床实践中，可鼓励患者参加相关临床研究，但对于临床应用 PD-1 抑制剂仍需谨慎，也不建议将其用于多线治疗失败或难治性的晚期患者。

74. 免疫相关不良事件的监测、处置和全程管理

随着免疫治疗在临床中的应用逐渐增多，对于免疫相关不良事件（irAEs）的认知和经验也不断加深。作为临床医师，在关注患者疗效的同时，也需重视 irAEs 的监测、处置和全程管理。

免疫相关不良事件可能涉及任何器官或系统，以肺毒性、肝毒性、内分泌毒性、胃肠毒性、皮肤毒性较为常见，发生率及严重程度因免疫检查点抑制剂的类别和剂量、肿瘤类型、与患者相关的因素而异。医患双方应充分了解 irAEs、严密监测、及早发现、妥善处置、全程管理，这对于提高患者生活质量、避免严重 irAEs 的不良结局具有重要意义。

irAEs 监测和处置的主要建议：①医师、护师、患者及家属均应了解免疫疗法和可能发生的 irAEs 等信息，均需参与到 irAEs 监测中来。②应充分监管患者，使其做到按期至医院复查

随访，与医护人员面对面沟通，反馈有无特殊症状和变化。③在患者每次复查随访时，给予有针对性的全面评估，主要包括症状、体格检查（包括皮肤及黏膜）、血常规、生化、甲状腺功能及抗体、血浆皮质醇、促肾上腺皮质激素、甲状腺功能、心肌酶谱（每 2 ～ 3 周）、心电图（每 2 ～ 4 周）、血氧饱和度（每 4 ～ 6 周）、胸腹盆 CT（每 4 ～ 6 周）等。④对于患者新出现的症状和变化，应高度怀疑与治疗有关，及时报告给医护人员，做进一步鉴别诊断。⑤原则上患者出现轻度 irAEs 的情况下可继续治疗，并进行密切监测；中度至重度 irAEs 可能损伤器官功能，导致生活质量下降，甚至危及生命，应酌情暂停或永久停用免疫检查点抑制剂，并给予激素治疗和对症支持治疗。

按照 CTCAE 分级标准可将 irAEs 分为 1 ～ 5 级，处理原则：①对于 1 级毒性，应在密切监测下继续接受免疫检查点抑制剂治疗。②对于大多数 2 级毒性，暂停免疫检查点抑制剂治疗，在症状和（或）实验室检查的数值恢复至≤ 1 级时才能考虑恢复免疫治疗，并应用皮质类固醇 [初始剂量为 0.5 ～ 1 mg/（kg·d）] 治疗。③对于 3 级毒性，停止免疫检查点抑制剂治疗，并使用大剂量的皮质类固醇（泼尼松 1 ～ 2 mg/（kg·d）或甲泼尼龙 1 ～ 2 mg/（kg·d）治疗至少 4 ～ 6 周，如果在接受大剂量皮质类固醇治疗 48 ～ 72 小时后症状没有改善，那么针对其中的一些毒性可能需要使用英夫利西单抗治疗。当症状和（或）实验室检查的数值

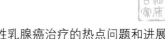
恢复至≤1级时，可以重新挑战使用免疫检查点抑制剂治疗，然而，仍然建议慎重再使用，特别是对于那些早发型 irAEs 的患者。④对于 4 级毒性，除一些已经通过激素替代得到控制的内分泌毒性以外，一般需要永久停用免疫检查点抑制剂治疗。

免疫相关不良事件同样需要全程管理，时间层面包括患者开始治疗前、用药初期及整个治疗期间、停药后及整个生存期内；环节层面包括基线主要靶器官状态评估、用药期间随访、复查、监测、出现不良反应后治疗效果跟踪、不良反应恢复后是否再使用决策等。只要形成一个医患共同参与其中、各个环节环环相扣、处置及时准确完备的闭环管理模式，irAEs 一定能够得到有效控制，从而避免给患者带来更大损伤。

75. 戈沙妥珠单抗治疗三阴性乳腺癌取得突破

抗体药物偶联物的概念由来已久，从 100 多年前诺贝尔奖得主德国科学家提出"魔法子弹"的设想到首个获批用于实体瘤治疗的 ADC 药物——T-DM1，ADC 经历了 100 多年的研发探索。近年来，靶向 Trop-2 的 ADC 药物戈沙妥珠单抗备受关注，其在三阴性乳腺癌治疗中取得突破。

Trop-2 在人体正常组织中低表达或几乎不表达，而在多种实体肿瘤中高表达。戈沙妥珠单抗由靶向 Trop-2 抗原的人源化 IgG1 抗体 hRS7 与化疗药物伊立替康的活性代谢产物 SN-38 通过可水解的连接子 CL2A 偶联而成。载药 SN-38 的抗肿瘤效力是伊立替康的 100 ～ 1000 倍，作为拓扑异构酶Ⅰ抑制剂，其还能够避免与既往化疗交叉耐药。同时，药物 / 抗体比例提升至 7.6∶1，能够发挥更强的肿瘤杀伤效能；可裂解的四肽连接子在溶酶体的作用下释放出 SN-38，不仅能杀伤靶细胞，还能透膜杀伤邻近肿瘤细胞，发挥"旁观者效应"。这些结构和载药上的优势设计是戈沙妥珠单抗获得成功的基础。

IMMU-132-01 Ⅰ / Ⅱ期篮子试验中 mTNBC 亚组数据显示，戈沙妥珠单抗单药 ORR 达 33.3%，PFS 为 5.5 个月，OS 达 13.0 个月，研究成果振奋人心。在此研究基础上，进行了确证性 AS-CENT Ⅲ期研究，证实了戈沙妥珠单抗对比化疗显著提高了经≥二线化疗的晚期 TNBC 疗效，mPFS 为 5.6 个月 *vs.* 1.7 个月（ *HR*=0.41，95% *CI*：0.32 ～ 0.52，*P* ＜ 0.0001），mOS 为 12.1 个月 *vs.* 6.7 个月（ *HR*=0.48，95% *CI*：0.38 ～ 0.59，*P* ＜ 0.0001），不良反应可控。亚组分析显示对于（新）辅助后 12 个月内复发的疾病快速进展的人群，戈沙妥珠单抗依然可显著改善生存。戈沙妥珠单抗疗效同样在我国桥接试验 EVER-132-001 中得到验证（ ORR 为 38.8%），2022 年 6 月其用于晚期 TNBC 的适应证在国内获批。

更进一步，戈沙妥珠单抗在早期新辅助治疗、辅助治疗和晚期 TNBC 一线、HR 阳性 HER-2 阴性乳腺癌二线及后线治疗中广泛布局，全面探索。与此同时，积极探索与免疫检查点抑制剂的联合方案，希望相互协同，增进疗效。

NeoSTAR 研究探索戈沙妥珠单抗联合帕博利珠单抗对比戈沙妥珠单抗单药新辅助治疗 TNBC。SASCIA 研究对比戈沙妥珠单抗与卡培他滨、铂类化疗用于新辅助治疗后 non-pCR 的 HER-2 阴性乳腺癌患者强化辅助治疗。Morpheus-TNBC 研究是戈沙妥珠单抗联合帕博利珠单抗一线治疗 mTNBC 的伞式设计研究。而 Saci-IO TNBC 是针对 PD-L1 阴性 mTNBC 一线接受戈沙妥珠单抗联合帕博利珠单抗治疗的研究。

戈沙妥珠单抗在 IMMU-132-01 篮子试验中治疗 HR 阳性 HER-2 阴性晚期乳腺癌患者（接受过至少二线治疗，其中至少一线内分泌、一线化疗）同样被证实有效，ORR 为 31.5%，PFS 为 5.5 个月，OS 为 12.0 个月。基于此，TROPiCS-02 Ⅲ 期试验进一步验证戈沙妥珠单抗在 HR 阳性 HER-2 阴性患者人群中的疗效，纳入至少经一线内分泌治疗、CDK4/6 抑制剂治疗、紫杉类化疗，且二线≤化疗线数≤四线的患者，这更符合我国 HR 阳性 HER-2 阴性患者人群用药现状，对临床治疗有重要指导意义。2022 年 ASCO 会议公布了此项研究结果，戈沙妥珠单抗较医生选择的化疗（艾立布林、卡培他滨、吉西他滨或长春瑞滨）显著改善 mPFS，为 5.5 个月（95% CI：4.2 ～ 7.0）$vs.$ 4.0 个月（95%CI：3.1 ～ 4.4），HR=0.66（95% CI：0.53 ～ 0.83），$P < 0.0003$，而

mOS 有待进一步随访。

　　ADC 药物不再限于 HER-2 靶点，Trop-2 ADC 治疗 TNBC 或 HR 阳性 HER-2 阴性乳腺癌的时代已经开启。戈沙妥珠单抗（10 mg/kg，静脉滴注，d1、d8/21 天）治疗晚期 TNBC 的适应证已获批，其在临床中适用于≥二线治疗，不推荐过早应用，亦不建议在多线治疗失败的过晚阶段应用。目前，仍鼓励患者积极参加 Trop-2 ADC 临床研究，如 Dato-DXd（DS-1062）治疗三阴性乳腺癌的Ⅲ期临床试验等。

（边　莉）

参考文献

1. PEROU C M，SØRLIE T，EISEN M B，et al. Molecular portraits of human breast tumours. Nature，2000，406（6797）：747-752.

2. LEHMANN B D，BAUER J A，CHEN X，et al. Identification of human triple-negative breast cancer subtypes and preclinical models for selection of targeted therapies. J Clin Invest，2011，121（7）：2750-2767.

3. JIANG Y Z，MA D，SUO C，et al. Genomic and transcriptomic landscape of triple-negative breast cancers：subtypes and treatment strategies. Cancer Cell，2019，35（3）：428-440.

4. JIANG Y Z，LIU Y，XIAO Y，et al. Molecular subtyping and genomic

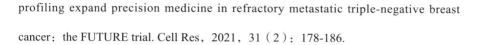

profiling expand precision medicine in refractory metastatic triple-negative breast cancer: the FUTURE trial. Cell Res, 2021, 31 (2): 178-186.

5. CHEN L, JIANG Y Z, WU S Y, et al. Famitinib with camrelizumab and nab-paclitaxel for advanced immunomodulatory triple-negative breast cancer (FUTURE-C-Plus): an open-label, single-arm, phase II trial. Clin Cancer Res, 2022, 28 (13): 2807-2817.

6. CURIGLIANO G, BURSTEIN H J, WINER E P, et al. De-escalating and escalating treatments for early-stage breast cancer: the St. Gallen international expert consensus conference on the primary therapy of early breast cancer 2017. Ann Oncol, 2017, 28 (8): 1700-1712.

7. SIKOV W M, BERRY D A, PEROU C M, et al. Impact of the addition of carboplatin and/or bevacizumab to neoadjuvant once-per-week paclitaxel followed by dose-dense doxorubicin and cyclophosphamide on pathologic complete response rates in stage II to III triple-negative breast cancer: CALGB 40603 (Alliance). J Clin Oncol, 2015, 33 (1): 13-21.

8. VON MINCKWITZ G, SCHNEEWEISS A, LOIBL S, et al. Neoadjuvant carboplatin in patients with triple-negative and HER-2-positive early breast cancer (GeparSixto; GBG 66): a randomized phase 2 trial. Lancet Oncol, 2014, 15 (7): 747-756.

9. POGGIO F, BRUZZONE M, CEPPI M, et al. Platinum-based neoadjuvant chemotherapy in triple-negative breast cancer: a systematic review and meta-analysis. Ann Oncol, 2018, 29 (7): 1497-1508.

10. LI J，CHEN L，TAN W，et al. Platinum is essential in neoadjuvant treatment of triple-negative breast cancer：a network meta-analysis. Cancer Biol Med，2022，19（5）：742-754.

11. ZHANG L，WU Z Y，LI J，et al. Neoadjuvant docetaxel plus carboplatin vs epirubicin plus cyclophosphamide followed by docetaxel in triple-negative，early-stage breast cancer（NeoCART）：Results from a multicenter，randomized controlled，open-label phase II trial. Int J Cancer，2022，150（4）：654-662.

12. BYRSKI T，HUZARSKI T，DENT R，et al. Pathologic complete response to neoadjuvant cisplatin in BRCA1-positive breast cancer patients. Breast Cancer Res Treat，2014，147（2）：401-405.

13. YU K D，YE F G，HE M，et al. Effect of adjuvant paclitaxel and carboplatin on survival in women with triple-negative breast cancer：a phase 3 randomized clinical trial. JAMA Oncol，2020，6（9）：1390-1396.

14. ZHENG F，DU F，WANG W，et al. Updated efficacy of adjuvant epirubicin plus cyclophosphamide followed by taxanes versus carboplatin plus taxanes in early triple-negative breast cancer in phase 2 trial：8.1-year median follow-up. Breast Cancer Res Treat，2022，191（1）：97-105.

15. MASUDA N，LEE S J，OHTANI S，et al. Adjuvant capecitabine for breast cancer after preoperative chemotherapy. N Engl J Med，2017，376（22）：2147-2159.

16. WANG X，WANG S S，HUANG H，et al. Effect of capecitabine maintenance therapy using lower dosage and higher frequency vs observation on disease-free survival among patients with early-stage triple-negative breast cancer who had received standard treatment：the sysucc-001 randomized clinical trial. JAMA，2021，325（1）：50-58.

17. NATORI A，ETHIER J L，AMIR E，et al. Capecitabine in early breast

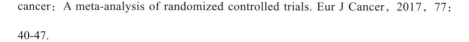

cancer：A meta-analysis of randomized controlled trials. Eur J Cancer，2017，77：40-47.

18. LI Y，ZHOU Y，MAO F，et al. Adjuvant addition of capecitabine to early-stage triple-negative breast cancer patients receiving standard chemotherapy：a meta-analysis. Breast Cancer Res Treat，2020，179（3）：533-542.

19. ZHOU W，CAO Y，GOU P，et al. Additional adjuvant capecitabine in early breast cancer patients：a meta-analysis of randomized controlled trials. Future Oncol，2021，17（35）：4993-5002.

20. MAYER I A，ZHAO F，ARTEAGA C L，et al. Randomized phase Ⅲ postoperative trial of platinum-based chemotherapy versus capecitabine in patients with residual triple-negative breast cancer following neoadjuvant chemotherapy：ECOG-ACRIN EA1131. J Clin Oncol，2021，39（23）：2539-2551.

21. GRADISHAR W J，KRASNOJON D，CHEPOROV S，et al. Significantly longer progression-free survival with nab-paclitaxel compared with docetaxel as first-line therapy for metastatic breast cancer. J Clin Oncol，2009，27（22）：3611-3619.

22. GRADISHAR W J，KRASNOJON D，CHEPOROV S，et al. Phase II trial of nab-paclitaxel compared with docetaxel as first-line chemotherapy in patients with metastatic breast cancer：final analysis of overall survival. Clin Breast Cancer，2012，12（5）：313-321.

23. FAN Y，XU B H，YUAN P，et al. Docetaxel-cisplatin might be superior to docetaxel-capecitabine in the first-line treatment of metastatic triple-negative breast cancer. Ann Oncol，2013，24（5）：1219-1225.

24. MILLER K，WANG M，GRALOW J，et al. Paclitaxel plus bevacizumab

versus paclitaxel alone for metastatic breast cancer. N Engl J Med, 2007, 357(26): 2666-2676.

25. MILES D W, CHAN A, DIRIX L Y, et al. Phase III study of bevacizumab plus docetaxel compared with placebo plus docetaxel for the first-line treatment of human epidermal growth factor receptor 2-negative metastatic breast cancer. J Clin Oncol, 2010, 28(20): 3239-3247.

26. CORTES J, CESCON D W, RUGO H S, et al. Pembrolizumab plus chemotherapy versus placebo plus chemotherapy for previously untreated locally recurrent inoperable or metastatic triple-negative breast cancer(KEYNOTE-355): a randomized, placebo-controlled, double-blind, phase 3 clinical trial. Lancet, 2020, 396(10265): 1817-1828.

27. YUAN P, HU X, SUN T, et al. Eribulin mesilate versus vinorelbine in women with locally recurrent or metastatic breast cancer: A randomized clinical trial. Eur J Cancer, 2019, 112: 57-65.

28. ZHANG P, SUN T, ZHANG Q, et al. Utidelone plus capecitabine versus capecitabine alone for heavily pretreated metastatic breast cancer refractory to anthracyclines and taxanes: a multicentre, open-label, superiority, phase 3, randomized controlled trial. Lancet Oncol, 2017, 18(3): 371-383.

29. XU B, SUN T, ZHANG Q, et al. Efficacy of utidelone plus capecitabine versus capecitabine for heavily pretreated, anthracycline- and taxane-refractory metastatic breast cancer: final analysis of overall survival in a phase III randomized controlled trial. Ann Oncol, 2021, 32(2): 218-228.

30. TOLANEY S M, KALINSKY K, KAKLAMANI V G, et al. Eribulin plus

pembrolizumab in patients with metastatic triple-negative breast cancer（enhance 1）：a phase ib/ii study. Clin Cancer Res，2021，27（11）：3061-3068.

31. SHAH A N，FLAUM L，HELENOWSKI I，et al. Phase Ⅱ study of pembrolizumab and capecitabine for triple negative and hormone receptor-positive，HER-2-negative endocrine-refractory metastatic breast cancer. J Immunother Cancer，2020，8（1）：e000173.

32. NIELSEN F C，VAN OVEREEM HANSEN T，SØRENSEN C S. Hereditary breast and ovarian cancer：new genes in confined pathways. Nat Rev Cancer，2016，16（9）：599-612.

33. KUCHENBAECKER K B，HOPPER J L，BARNES D R，et al. Risks of breast，ovarian，and contralateral breast cancer for BRCA1 and BRCA2 mutation carriers. JAMA，2017，317（23）：2402-2416.

34. ATCHLEY D P，ALBARRACIN C T，LOPEZ A，et al. Clinical and pathologic characteristics of patients with BRCA-positive and BRCA-negative breast cancer. J Clin Oncol，2008，26（26）：4282-4288.

35. COUCH F J，HART S N，SHARMA P，et al. Inherited mutations in 17 breast cancer susceptibility genes among a large triple-negative breast cancer cohort unselected for family history of breast cancer. J Clin Oncol，2015，33（4）：304-311.

36. HELLEDAY T，PETERMANN E，LUNDIN C，et al. DNA repair pathways as targets for cancer therapy. Nat Rev Cancer，2008，8（3）：193-204.

37. TUTT A，TOVEY H，CHEANG M C U，et al. Carboplatin in BRCA1/2-mutated and triple-negative breast cancer BRCAness subgroups：the TNT Trial. Nat Med，2018，24（5）：628-637.

38. ISAKOFF S J，MAYER E L，HE L，et al. TBCRC009：A multicenter phase ii clinical trial of platinum monotherapy with biomarker assessment in metastatic triple-negative breast cancer. J Clin Oncol，2015，33（17）：1902-1909.

39. 中国医师协会精准治疗委员会乳腺癌专业委员会，中华医学会肿瘤学分会乳腺肿瘤学组，中国抗癌协会乳腺癌专业委员会 . 中国乳腺癌患者 *BRCA1/2* 基因检测与临床应用专家共识（2018 年版）. 中国癌症杂志，2018，28（10）：787-800.

40. TUTT A N J，GARBER J E，KAUFMAN B，et al Clinical trial steering committee and investigators. adjuvant olaparib for patients with brca1- or brca2-mutated breast cancer. N Engl J Med，2021，384（25）：2394-2405.

41. ROBSON M，IM S A，SENKUS E，et al. Olaparib for metastatic breast cancer in patients with a germline BRCA mutation. N Engl J Med，2017，377（6）：523-533.

42. ROBSON M E，TUNG N，CONTE P，et al. OlympiAD final overall survival and tolerability results：Olaparib versus chemotherapy treatment of physician's choice in patients with a germline BRCA mutation and HER-2-negative metastatic breast cancer. Ann Oncol，2019，30（4）：558-566.

43. LITTON J K，RUGO H S，ETTL J，et al. Talazoparib in patients with advanced breast cancer and a germline BRCA mutation. N Engl J Med，2018，379（8）：753-763.

44. BALMAÑA J，TUNG N M，ISAKOFF S J，et al. Phase I trial of olaparib in combination with cisplatin for the treatment of patients with advanced breast，ovarian and other solid tumors. Ann Oncol，2014，25（8）：1656-1663.

45. DIÉRAS V，HAN H S，KAUFMAN B，et al. Veliparib with carboplatin and

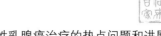

paclitaxel in BRCA-mutated advanced breast cancer（BROCADE3）：a randomized，double-blind，placebo-controlled，phase 3 trial. Lancet Oncol，2020，21（10）：1269-1282.

46. XU B，YIN Y，DONG M，et al. Pamiparib dose escalation in Chinese patients with non-mucinous high-grade ovarian cancer or advanced triple-negative breast cancer. Cancer Med，2021，10（1）：109-118.

47. SCHMID P，CORTES J，PUSZTAI L，et al. Pembrolizumab for early triple-negative breast cancer. N Engl J Med，2020，382（9）：810-821.

48. SCHMID P，CORTES J，DENT R，et al. Event-free survival with pembrolizumab in early triple-negative breast cancer. N Engl J Med，2022，386（6）：556-567.

49. LOIBL S，UNTCH M，BURCHARDI N，et al. A randomized phase II study investigating durvalumab in addition to an anthracycline taxane-based neoadjuvant therapy in early triple-negative breast cancer：clinical results and biomarker analysis of GeparNuevo study. Ann Oncol，2019，30（8）：1279-1288.

50. MITTENDORF E A，ZHANG H，BARRIOS C H，et al. Neoadjuvant atezolizumab in combination with sequential nab-paclitaxel and anthracycline-based chemotherapy versus placebo and chemotherapy in patients with early-stage triple-negative breast cancer（IMpassion031）：a randomized，double-blind，phase 3 trial. Lancet，2020，396（10257）：1090-1100.

51. GIANNI L，HUANG C S，EGLE D，et al. Pathologic complete response （pCR）to neoadjuvant treatment with or without atezolizumab in triple-negative，early high-risk and locally advanced breast cancer：NeoTRIP michelangelo randomized study.

Ann Oncol, 2022, 33（5）: 534-543.

52. SCHMID P, ADAMS S, RUGO H S, et al. Atezolizumab and nab-paclitaxel in advanced triple-negative breast cancer. N Engl J Med, 2018, 379（22）: 2108-2121.

53 EMENS L A, ADAMS S, BARRIOS C H, et al. First-line atezolizumab plus nab-paclitaxel for unresectable, locally advanced, or metastatic triple-negative breast cancer: IMpassion130 final overall survival analysis. Ann Oncol, 2021, 32（8）: 983-993.

54. LIU J, LIU Q, LI Y, et al. Efficacy and safety of camrelizumab combined with apatinib in advanced triple-negative breast cancer: an open-label phase II trial. J Immunother Cancer, 2020, 8（1）: e000696.

55. VINAYAK S, TOLANEY S M, SCHWARTZBERG L, et al. Open-label clinical trial of niraparib combined with pembrolizumab for treatment of advanced or metastatic triple-negative breast cancer. JAMA Oncol, 2019, 5（8）: 1132-1140.

56. DOMCHEK S M, POSTEL-VINAY S, IM S A, et al. Olaparib and durvalumab in patients with germline BRCA-mutated metastatic breast cancer （MEDIOLA）: an open-label, multicentre, phase 1/2, basket study. Lancet Oncol, 2020, 21（9）: 1155-1164.

57. STEPAN L P, TRUEBLOOD E S, HALE K, et al. Expression of trop2 cell surface glycoprotein in normal and tumor tissues: potential implications as a cancer therapeutic target. J Histochem Cytochem, 2011, 59（7）: 701-710.

58. BARDIA A, MAYER I A, VAHDAT L T, et al. Sacituzumab govitecan-hziy in refractory metastatic triple-negative breast cancer. N Engl J Med, 2019, 380（8）: 741-751.

59. BARDIA A，HURVITZ S A，TOLANEY S M，et al. Sacituzumab govitecan in metastatic triple-negative breast cancer. N Engl J Med，2021，384（16）：1529-1541.

60. KALINSKY K，DIAMOND J R，VAHDAT L T，et al. Sacituzumab govitecan in previously treated hormone receptor-positive/HER-2-negative metastatic breast cancer：final results from a phase I/II，single-arm，basket trial. Ann Oncol，2020，31（12）：1709-1718.

61. RUGO H S，BARDIA A，TOLANEY S M，et al. TROPiCS-02：A phase Ⅲ study investigating sacituzumab govitecan in the treatment of HR+/HER-2-metastatic breast cancer. Future Oncol，2020，16（12）：705-715.

62. RUGO H S，BARDIA A，MARMÉ F，et al.Primary results from TROPiCS-02：A randomized phase 3 study of sacituzumab govitecan（SG）versus treatment of physician's choice（TPC）in patients（Pts）with hormone receptor–positive/HER-2-negative（HR+/HER-2-）advanced breast cancer.Journal of Clinical Oncology，2022，40（17_suppl）：LBA1001-LBA1001.

乳腺癌骨转移

　　骨是晚期乳腺癌患者最常见的转移部位，基于骨转移多学科诊疗的重要性，行业内相关专家共同制定了《乳腺癌骨转移和骨相关疾病临床诊疗专家共识》（"Chinese expert consensus stalement on the clinical diagnosis and treatment of breast cancer bore metastasis and bone related diseases"），并 发 表 于 *Translational Breast Cancer Research* 杂志。本章节将结合专家共识及相关诊疗指南，阐述临床实践中乳腺癌骨转移诊治的热点问题。

76. 乳腺癌骨转移的发生概况

　　乳腺癌发病率目前居恶性肿瘤之首，成为严重危害女性生命健康的主要恶性肿瘤。随着近年来抗肿瘤治疗的进展，乳腺癌患者的生存期逐渐延长，骨转移发生风险也随之增加。晚期乳腺癌患者骨转移的发生率为 65% ～ 75%，其中发生转移时首发为骨转移者占 27% ～ 50%。乳腺癌骨转移的机制复杂，简单来说，正常骨组织处于破骨细胞重吸收骨质与成骨细胞合成新骨的动态平衡状态，而骨转移过程正是打破了这种平衡，微环境的改变致使肿瘤细胞在骨骼定殖并激活，促进成骨细胞释放核因子 κ B 受体活化因子配体，促使破骨细胞溶解骨质。在骨质溶解过程中，释放的大量钙和生长因子又为肿瘤细胞生长和增生提供了适宜的环境，从而形成肿瘤骨转移的恶性循环（图 1）。这一恶性循环的存在，加速了破骨细胞介导的骨破坏，进一步促进了骨转移瘤的增殖。乳腺癌细胞常通过体循环和脊柱旁静脉转移到骨骼，可累及胸骨、肋骨、脊柱、骨盆、四肢骨等全身各处骨骼。

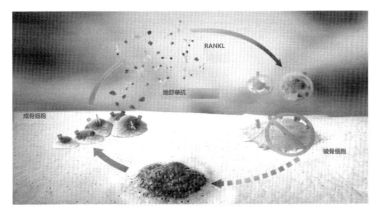

图 1　骨转移恶性循环假说（彩图见彩插 1）

（来源：江泽飞，牛晓辉，王洁，等 . 恶性肿瘤骨转移临床诊疗专家共识 . 长沙：中南大学出版社，2022.）

77. 骨相关事件的定义及危害

骨转移导致的骨质破坏常常会引起骨痛和骨相关事件（SRE）等一系列并发症。SRE 是指在恶性肿瘤骨转移患者中，由于疾病进展带来的一系列骨骼并发症总和，是一组事件和研究终点，常用于评价恶性肿瘤骨转移治疗的效果，包括病理性骨折（椎体骨折、非椎体骨折、椎体压缩或变形）、脊髓压迫、骨放疗（因骨痛或防治病理性骨折或脊髓压迫）及骨手术。SRE 一旦发生，会严重影响患者的生活质量，甚至危及生命。既往回顾性研究表明，发生 SRE 的患者的生存期较未发生 SRE 的患者缩短，死亡风险增加。

因此，预防和治疗骨相关事件为骨转移治疗的一个重大目标，其不仅能改善患者的生活质量，还能进一步给患者带来生存获益。

78. 骨转移常用诊断手段

骨活检是诊断乳腺癌骨转移的金标准。作为一种有创性检查，当存在影像学表现和临床不符或仅存在单发可疑病灶时，建议行骨活检明确病理诊断。对于有明确乳腺癌病史伴有典型骨转移临床表现者可以直接诊断为骨转移，因此影像学检查是诊断骨转移的重要方式。

骨扫描（ECT）是骨转移的初筛手段，具有灵敏度高、早期发现异常骨代谢灶、一次成像完成全身扫描等优点，可作为乳腺癌患者出现骨痛、骨折、碱性磷酸酶升高、高钙血症等可疑骨转移的初筛检查，也可用于患者的常规分期检查。但 ECT 也存在特异度低、不易区分溶骨性或成骨性改变、无法显示骨破坏程度的缺点。因此，ECT 仅可作为初筛检查，无法单独确诊骨转移，对于 ECT 提示的异常浓聚处应进一步行 CT 或 X 线检查进行综合判断。

X 线作为骨转移诊断最基本的检查方法，具有直观、特异性高的优点，不仅可用来发现患者是否有骨病变及病变的数量，还可用于评估长骨病理性骨折的风险。由于 X 线敏感度较低，仅可作为筛查骨转移的基础方法。

CT 对骨转移的诊断及骨质破坏程度的评价更有价值，可以显示早期病变及骨破坏的细微改变，且可以很好地显示软组织。对于 ECT 检查显示阳性而 X 线检查显示阴性的可疑骨转移，行 CT 骨窗检查尤为重要。但 CT 发现早期病变、髓腔内肿瘤侵犯范围有限。

MRI 诊断骨转移有较高的敏感性，尤其适用于检测脊柱转移灶伴有神经症状的患者，其能更准确地显示转移侵犯部位、范围及周围软组织侵犯情况和脊髓压迫，且对骨髓腔内的早期转移灶有很高的灵敏度。但 MRI 对于四肢长骨，尤其是皮质骨转移的作用有一定局限性，并且存在不能区分溶骨还是成骨改变这一大问题。

正电子发射计算机体层显像仪（PET/CT）的灵敏度和特异度都较高，不仅可以显示全身骨骼受累情况，还可以评估全身肿瘤情况。缺点是价格昂贵，临床中并不推荐常规使用。

79. 骨转移分类治疗的基本原则

治疗乳腺癌骨转移的目标是预防和治疗骨相关事件、缓解疼痛、恢复功能、改善生活质量、控制肿瘤进展、延长生存期。骨转移是全身播散性疾病，因此系统治疗手段中全身抗肿瘤治疗是根本。骨转移分类治疗的基本原则见图 2。乳腺癌为高度异质性疾病，根据雌激素受体、孕激素受体及 HER-2 状态可分为 Luminal 型、HER-2 阳性型、三阴型。分类治疗即基于不同分子分型有针对性地选择内分泌治疗、靶向治疗、化疗等抗肿瘤治疗。全身治疗方案的选择还需要兼顾患者的肿瘤负荷、既往治疗、疾病进展速度等情况。《乳腺癌骨转移和骨相关疾病临床诊疗专家共识》中指出了进展缓慢的复发转移乳腺癌的特点：原发和（或）复发转移灶肿瘤组织为 ER 阳性和（或）PR 阳性；术后无病间期＞5 年；仅有骨和软组织或伴有无症状内脏转移。

对于激素受体阳性乳腺癌患者，强调内分泌治疗的使用。若不合并内脏转移且既往内分泌治疗获益，可优先考虑内分泌治疗。内分泌治疗联合靶向治疗方案的有效性和无疾病进展期不亚于化疗，且长期应用内分泌治疗患者的耐受性更好。对于 TNBC 及内分泌治疗耐药的激素受体阳性患者，应考虑进行化疗。需要根据紫杉类药物是否敏感分层选择化疗药物，并根据患者既往治疗方案、肿瘤负荷、耐受性等选择单药或者联合化疗方案。对于 HER-2 阳性乳腺癌患者，需持续接受抗 HER-2 靶向治疗，可选择的药物包括大分子单抗（如曲妥珠单抗、帕妥珠单抗）、小分子酪氨酸酶抑制剂（如吡咯替尼、拉帕替尼）、抗体药物偶联物（如 T-DM1、DS-8201）等。

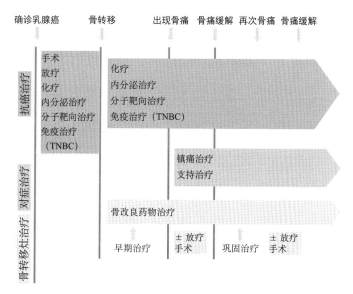

图 2　骨转移分类治疗的基本原则（彩图见彩插 2）

80. 骨改良药物在骨转移中的应用

（1）双膦酸盐类药物

除全身抗肿瘤药物之外，针对骨转移灶的骨改良药物也被广泛应用于骨转移患者。骨改良药物是骨转移的基础用药，可与常规的抗肿瘤药物联合使用。骨转移患者的骨质破坏由破骨细胞介导引起，破骨细胞成了骨转移治疗干预的一个重要位点。骨改良药物的作用机制正是利用这一位点，通过抑制破骨细胞、减少骨吸收，进一步减少骨痛、骨相关事件及其他并发症的发生。

传统的骨改良药物为双膦酸盐类药物，其是一种焦磷酸盐类似物，通过与羟基磷灰石结合抑制骨吸收，也可以通过抑制破骨细胞成熟、活跃并诱导其凋亡，还也可以作用于成骨细胞抑制其凋亡。双膦酸盐类药物已在临床被应用较久，根据上市时间及药物特点可分为三代：第一代为不含氮双膦酸盐类药物，以氯膦酸二钠为代表；第二代为含氮双膦酸盐类药物，以帕米膦酸为代表，其抗骨质吸收作用明显高于第一代；第三代为具有杂环结构的含氮双膦酸盐类药物，如唑来膦酸、伊班膦酸，疗效更好、毒性更低、使用更方便，目前在临床上被应用较多。对于已明确诊断为骨转移的患者，建议尽早应用骨改良药物治疗。用量和用法：唑来膦酸 4 mg，伊班膦酸 6 mg，均为静脉滴注 > 15 min，每 3 ~ 4 周注射 1 次。其中，伊班膦酸负荷剂量可快速缓解伴有严重疼痛的转移性骨痛患者的症状，使用方法为 6 mg/d、连续静脉注射 3 d，以后每 3 ～ 4 周常规使用（剂量为 6 mg/ 次 ）。

不良反应多出现在含氮双膦酸盐类药物中，主要表现为骨痛、发热、疲乏、寒战、关节痛及肌痛等流感样症状。双膦酸盐类药物经过肾脏代谢，可能会导致肾功能损害。因此，在用药期间需要监测血清电解质水平。对于轻、中度肾功能不全（肌酐清除率＞ 30 mL/min ）的患者，无须调整剂量，但对于严重肾功能不全（肌酐清除率＞ 30 mL/min ）的患者，应先评估治疗的风险与获益。少数患者在长期应用骨改良药物后有发生下颌骨坏死的风险，在使用前应进行口腔检查，用药期间注意每日口腔清洁并尽量避免拔牙等有创性口腔操作，如确有需要，建议停药后再进行口腔手术。骨改良药物推荐使用情况见表 9。

表 9　骨改良药物推荐使用情况

患者情况	推荐使用骨改良药物	不推荐使用骨改良药物
骨转移引起的高钙血症	√	
骨转移引起的 ECT 异常，X 线正常，且 CT 或 MRI 也未显示骨破坏	√	
ECT 异常，X 线（或 CT 或 MRI）证实的骨转移	√	
ECT 异常，X 线正常，但 CT 或 MRI 显示骨破坏	√	
影像学诊断为骨破坏，即使没有骨痛症状	√	
ECT 异常，X 线正常，且 CT 或 MRI 也未显示骨破坏		√
存在骨转移风险（乳酸脱氢酶或碱性磷酸酶升高），但无影像学骨转移证据		√

（2）地舒单抗

不同于双膦酸盐类药物，地舒单抗是通过特异性阻断 RANK 配体（核因子 κB 受体激活剂）同时抑制破骨细胞及其前体成熟，减少骨吸收。与双膦酸盐类药物相比，地舒单抗有明确的靶点，更符合骨靶向药物的定义。地舒单抗注册研究头对头比较了乳腺癌骨转移患者接受地舒单抗和唑来膦酸治疗后发生 SRE 情况，结果显示，与唑来膦酸相比，地舒单抗首次 SRE 发生时间延长了 18%，多次 SRE 发生时间延长了 23%。

地舒单抗已在全球多个国家和地区获批上市，国外已经积累了 10 余年的临床证据，并于 2019 年 5 月获得我国国家药品监督管理局批准在国内上市。2021 年 3 月执行医保降价之后，地舒单抗的可及性较前增加，成为骨转移患者的治疗新选择。《中国临床肿瘤学会（CSCO）乳腺癌诊疗指南 2022》将唑来膦酸与地舒单抗均作为骨改良药物的一级推荐，其中地舒单抗的临床用药方法为 120 mg、每 4 周给药 1 次、皮下注射。唑来膦酸因肾脏损伤、急性期反应及使用便捷性等方面存在一定的局限性，而地舒单抗只需皮下注射，门诊即可完成注射，并且地舒单抗不经过肾脏代谢，整体安全性良好。但长期应用地舒单抗也要注意有发生下颌骨坏死的风险。

随着骨改良药物的选择性增加，临床医生可能会面临在应用骨改良药物期间发生 SRE 停药后是继续原有药物还是换另一种骨改良药物的问题。《乳腺癌骨转移和骨相关疾病临床诊疗专家共识》中对此问题表示，发生 SRE 后不应停药，可以考虑换药。若在双膦酸盐类药物治疗期间发生 SRE，可以考虑换为地舒单抗或另一种双膦酸盐类药物。有一项小样本的回顾性研究表明，既往应用双膦酸盐类药物的患者换用地舒单抗后，可推迟再次 SRE 的发生。对于换药是否能明确带来获益，还需要更多临床研究数据指导临床实践。

81. 骨转移放射治疗

放射治疗通过高能放射线直接作用于骨组织，杀伤或抑制肿瘤细胞增生，缓解肿瘤骨质破坏。作为有效的局部治疗手段之一，其可有效地缓解骨痛、减少病理性骨折发生风险。对于出现疼痛、脊髓或神经受压、有病理性骨折风险的骨转移患者，适合进行姑息性放射治疗。

放射治疗方法包括体外照射与放射性核素治疗。

常用的方法为利用高能射线对局部骨转移灶进行外照射。外照射适应证：有症状的骨转移灶，可用于缓解疼痛及恢复功能；选择性用于负重部位的骨转移，如脊柱或股骨转移；单纯内固定、减压及脊柱稳定性重建术后的姑息放疗。外照射分割方式分为常规分割和非常规分割，常用剂量有 40 Gy/20 F、30 Gy/10 F、20 Gy/5 F、8 Gy/1 F。常规分割方式为每天 1 次，每次 1.8 ～ 2 Gy，每次只需照射几分钟。非常规分割方式在每次照射剂量不变的情况下增加每天照射次数或者每天 1 次照射但单次剂量增加，每次剂量可达 3 Gy、4 Gy、5 Gy 甚至 8 Gy。需要根据患者预期生存时间及转移灶相关正常组织耐受情况选择合适的分割剂量。立体定向放射治疗目前也越来越多地被应用于骨转移，其有提供迅速跌落剂量分布的优势，可以高剂量集中照射靶区肿瘤病灶，减少周围正常组织的辐射剂量，其主要的适应证为脊柱转移，对于因症状反复而需要再次治疗的患者更有优势。

放射性核素治疗也称"内放射"，其通过静脉注射放射性核素药物在骨病灶内衰变而产生生物吸收剂量，从而发挥抗肿瘤作用，主要适用于全身广泛性骨转移病灶疼痛而外照射难以对有症状的部位一一缓解。放射性核素治疗后骨髓抑制发生率高且恢复周期长，可能影响全身抗肿瘤治疗的实施，临床上应谨慎选择内照射患者及时机。

82. 骨转移外科手术治疗

手术治疗是骨转移患者另一重要的局部治疗手段，其可快速解决病理性骨折、神经压迫问题，减轻疼痛，恢复肢体功能，从而改善患者生活质量，并且手术的同时能够直接获取病灶组织，为全身治疗提供病理学支持。

评估患者总体情况并且严格掌握手术适应证及手术时机是手

术的前提，总体上遵循手术获益大于风险的原则。手术治疗的指征有预防性固定濒临骨折的长骨、病理性骨折或主要关节的固定或重建、脊髓 / 神经根的减压和（或）脊柱不稳定的固定。手术方法包括单纯内固定术、病灶清除加内固定术、病灶切除加人工关节置换术、脊髓受压后的减压及脊柱稳定性的重建术。《乳腺癌骨转移和骨相关疾病临床诊疗专家共识》建议：固定术可选择性用于病理性骨折或脊髓受压减压后预期生存时间＞ 3 个月的骨转移患者；预防性固定术用于股骨转移灶直径＞ 2.5 cm 或股骨颈转移，或骨皮质破坏超过 50%、预期生存时间＞ 3 个月的骨转移患者。临床中应密切随访骨转移患者，对潜在的病理性骨折及神经压迫风险进行评估，及时请骨科医生会诊，合理评估手术时机，最大限度地改善患者生活质量。

83. 骨转移疗效评价的特殊性及注意事项

乳腺癌骨转移患者在接受治疗过程中，会面临疗效评价的问题。对于晚期骨转移患者，疗效评价是指导用药的关键。骨转移治疗的效果评价，需要结合患者影像学改变、症状、肿瘤标志物、骨代谢相关标志物如尿 I 型胶原交联氨基末端肽（uNTx）等综合分析。

临床上多将 CT 骨窗检查作为骨转移病灶的主要疗效评价手段，必要时可补充 ECT、MRI 等相关检查。CT 骨窗检查能准确地反映骨性成分的改变。乳腺癌骨转移多为溶骨性病变，其治疗后的修复在 CT 骨窗上可表现为过度钙化。此外，需要特殊注意的是，不要把成骨病灶增多误认为疾病进展，这反而是治疗有效的表现。同时也不要仅依据 ECT 显示浓聚部位增多而轻易判定为疾病进展，需加做 CT 骨窗：如原溶骨病灶转变为骨质钙化，新增部位也为骨质钙化表现者，应评价为治疗有效；如新增部位为溶骨性破坏，则可以判断为疾病进展。

乳腺癌患者出现骨转移后，最常见的症状是骨痛，也会出现病理性骨折、脊髓受压带来的肢体活动障碍、麻木无力等表现。即使影像学未提示明确进展证据，若出现症状加重、肿瘤标志物或 uNTx 升高，也要高度警惕疾病进展。

骨代谢标志物反映骨代谢水平，uNTx 是目前判断骨吸收过程特异性与敏感性较高的骨代谢标志物之一。一项 Meta 分析显示，uNTx 的下降与 SRE 风险的降低具有统计学意义的正相关。目前，骨代谢标志物仅作为重要的参考指标，临床中不将此指标作为常规依据从而改变骨改良药物的使用。

总而言之，不同于肝、肺转移大多为可测量病灶，骨转移为不可测量病灶，因此骨转移疗效评价有其特殊的检查手段和评估体系。临床医生需综合分析患者症状、肿瘤标志物和影像学改变后，决定后续治疗方案。

84. 乳腺癌术后常规复查中骨健康的监测

乳腺癌患者在接受系统性抗肿瘤治疗过程中，常常会伴发一些骨健康相关问题，如治疗过程中骨丢失管理和早期乳腺癌患者的骨转移预防。

在乳腺癌患者综合治疗过程中，骨丢失常常由多种原因叠加引起。术后辅助内分泌治疗是激素受体阳性乳腺癌患者降低复发风险的重要治疗手段，但其在带来生存获益的同时也会引起骨丢失甚至骨折。内分泌治疗药物的使用会引发骨健康问题尤其是芳香化酶抑制剂，其可加速骨丢失、增加骨折发生风险。绝经后女性本身就是易发生骨丢失的高危人群，使用 AI 可进一步增加骨丢失的风险。对于绝经前女性，卵巢功能抑制剂的使用同样会引起激素水平下降从而增加骨丢失。除内分泌治疗外，化疗也会影响骨健康，诱发卵巢功能衰退，使得激素水平下降，进而导致骨失。

因此，正确评估骨健康状态并合理应对就显得尤为重要。骨密度（BMD）是评价骨丢失和骨质疏松的主要指标，WHO 推荐使用双能 X 射线吸收法（DXA）检测骨密度。《中国临床肿瘤学会（CSCO）乳腺癌诊疗指南 2022》建议长期接受 AI 内分泌治疗的乳腺癌患者在基线及治疗期间常规监测骨密度，推荐每 6 个月 1 次，最长间隔时间不超过 1 年。根据骨密度 T 评分（T-score）进行分级，< –2.5 分为骨质疏松，–1 ～ –2.5 分为骨量减低，

＞–1.0 分为骨量正常。使用 AI 治疗患者可根据 T 值情况选择骨改良药物，若骨密度检查提示骨质疏松，应开始使用骨改良药物治疗，可选药物包括双膦酸盐类药物和地舒单抗。推荐的用药方式：唑来膦酸 4 mg，静脉注射大于 15 分钟，每 3 ～ 6 个月 1 次，持续 3 ～ 5 年；地舒单抗 60 mg，皮下注射，每 6 个月 1 次，持续 5 年。后续需要监测骨密度，并根据 T 值改变调整用药。

Z0-FAST 研究及 ABCSG-12 研究提示，内分泌治疗期间联合使用唑来膦酸可以预防骨丢失，降低骨转移发生风险。有关骨改良药物预防骨转移的研究正在进行中，目前临床并不推荐应用骨改良药物预防骨转移。早期乳腺癌患者需根据肿瘤分子分型和复发风险的个体化评估进行化疗、内分泌治疗及抗 HER-2 靶向治疗等，合理的全身抗肿瘤治疗是预防包括骨在内的复发转移的重要方式。

（冀辰辰）

参考文献

1. JIANG Z，WANG H，WANG S，et al. Chinese expert consensus statement on the clinical diagnosis and treatment of breast cancer bone metastasis and bone related disease. Transl Breast Cancer Res，2021，2：2.

2. 中国临床肿瘤学会指南工作委员会. 中国临床肿瘤学会（CSCO）乳腺癌诊疗指南 2022. 北京：人民卫生出版社，2022.

3. SIEGEL R L，MILLER K D，FUCHS H E，et al. Cancer statistics，2022. CA Cancer J Clin，2022，72（1）：7-33.

4. COLEMAN R E. Clinical features of metastatic bone disease and risk of skeletal morbidity. Clin Cancer Res，2006，12（20 Pt 2）：6243s-6249s.

5. YONG M，JENSEN A Ø，JACOBSEN J B，et al. Survival in breast cancer patients with bone metastases and skeletal-related events：a population-based cohort study in Denmark（1999-2007）. Breast Cancer Research and Treatment，2011，129（2）：495-503.

6. YIN J J，POLLOCK C B，KELLY K. Mechanisms of cancer metastasis to the bone. Cell Res，2005，15（1）：57-62.

7. WEITZMAN R，SAUTER N，ERIKSEN E F，et al. Critical review：updated recommendations for the prevention，diagnosis，and treatment of osteonecrosis of the jaw in cancer patients--May 2006. Crit Rev Oncol Hematol，2007，62（2）：148-152.

8. MJELSTAD A，ZAKARIASSON G，VALACHIS A. Optimizing antiresorptive treatment in patients with bone metastases：time to initiation，switching strategies，and treatment duration. Support Care Cancer，2019，27（10）：3859-3867.

9. COLEMAN R E，CROUCHER P I，PADHANI A R，et al. Bone metastases. Nat Rev Dis Primers，2020，6（1）：83.

10. IRELLI A，COCCIOLONE V，CANNITA K，et al. Bone targeted therapy for preventing skeletal-related events in metastatic breast cancer. Bone，2016，87：169-175.

中国医学临床百家

11. GNANT M，PFEILER G，STEGER G G，et al. Adjuvant denosumab in postmenopausal patients with hormone receptor-positive breast cancer（ABCSG-18）：disease-free survival results from a randomized，double-blind，placebo-controlled，phase 3 trial. Lancet Oncol，2019，20（3）：339-351.

12. RUSSELL R G，XIA Z，DUNFORD J E，et al. Bisphosphonates：an update on mechanisms of action and how these relate to clinical efficacy. Ann N Y Acad Sci，2007，1117：209-257.

13. BUNDRED N J，CAMPBELL I D，DAVIDSON N，et al. Effective inhibition of aromatase inhibitor-associated bone loss by zoledronic acid in postmenopausal women with early breast cancer receiving adjuvant letrozole：ZO-FAST study results. Cancer，2008，112（5）：1001-1010.

14. BOYCE B F，XING L. Biology of RANK，RANKL，and osteoprotegerin. Arthritis Res Ther，2007，9 Suppl 1（Suppl 1）：S1.

15. STOPECK A T，LIPTON A，BODY J J，et al. Denosumab compared with zoledronic acid for the treatment of bone metastases in patients with advanced breast cancer：a randomized，double-blind study. J Clin Oncol，2010，28（35）：5132-5139.

16. CHOW E，HARRIS K，FAN G，et al. Palliative radiotherapy trials for bone metastases：a systematic review. J Clin Oncol，2007，25（11）：1423-1436.

17. British Association of Surgical Oncology Guidelines. The management of metastatic bone disease in the United Kingdom. The Breast Specialty Group

of the British Association of Surgical Oncology. Eur J Surg Oncol，1999，25（1）：3-23.

18. JIANG Z，TANG E T，LI C，et al. What is the relationship between bone turnover markers and skeletal-related events in patients with bone metastases from solid tumors and in patients with multiple myeloma? A systematic review and meta-regression analysis. Bone Rep，2020，12：100272.

19. GNANT M，MLINERITSCH B，LUSCHIN-EBENGREUTH G，et al. Adjuvant endocrine therapy plus zoledronic acid in premenopausal women with early-stage breast cancer：5-year follow-up of the ABCSG-12 bone-mineral density substudy. Lancet Oncol，2008，9（9）：840-849.

新型冠状病毒肺炎疫情下乳腺癌患者的管理

85. 新冠肺炎疫情常态化防控下，乳腺癌患者的处理原则

2020 年初，突如其来的新冠肺炎疫情席卷全国，对各行各业都产生了巨大影响，对乳腺癌的诊疗也产生了极大影响。由于在新冠肺炎疫情下临床医生对乳腺癌的诊治缺乏相关资料借鉴和参考，我们第一时间组织专家组，针对新冠肺炎疫情防控期间乳腺癌诊疗的 10 个热点问题，提出了建议，希望能够给临床医生和患者提供具体的策略和指导。随后，我们也开展了多个真实世界研究，探索新冠肺炎疫情对乳腺癌诊疗的实际影响。

2022 年 2 月底以来，随着传播性和隐匿性显著增强的新冠病毒奥密克戎变异株的流行，我国新冠肺炎疫情呈现面广、点

多、频发的特点，防控工作经历了 2020 年武汉新冠肺炎疫情之后最为严峻的考验。我国政府坚持贯彻"动态清零"方针，统筹调配全国医疗力量参与各地疫情防控，坚决快速遏制疫情扩散蔓延。由于诸多城市采取分级管控措施，医疗资源的分配平衡问题不同程度地影响和冲击了肿瘤患者的日常医疗。奥密克戎毒株极强的传染性，社区防控呈现短期、多中心和不可预测性，乳腺癌患者接受治疗后若出现防控，由于无法预测管控时间，是否应迅速调整治疗策略仍存在不确定因素。

因此，在新冠肺炎疫情期间，医疗单位和医护人员要充分了解政府及所在区域的防控措施，更好地制定适合自己医院或乳腺中心的诊疗策略，在选择初始治疗方案时，应遵循"优先低毒方案、首选口服制剂、兼顾最佳疗效、注重长效保护"的原则。另外，也应充分利用便捷的现代通信技术，结合网络服务平台，包括人工智能决策系统（CSCO AI）、网络医院、药物运输云平台、患者个案管理系统等，保证患者居家期间也能获得标准治疗。

86. 新冠肺炎疫情防控期间乳腺包块患者的处理原则

新冠肺炎疫情常态化防控期间，乳腺包块患者的处理原则见图 3。

对于影像学（包括超声、乳腺 X 射线摄影及 MRI）分级为

BI-RADS Ⅳ 级以下的乳房肿块,可以先观察 1 ~ 2 个月再复查;对于自行发现诊断的且伴有肿瘤相关症状体征的乳房肿块,建议就近行影像学评估。

影像学分级为 BI-RADS Ⅳ 级及以上且经临床评估需除外恶性的患者,鼓励就近行肿块穿刺活检,如影像学评估有腋窝淋巴结转移可能,建议同时行淋巴结穿刺,尽快明确诊断。①穿刺未见癌细胞,可观察 1 ~ 3 个月后复查,再决定是否行病灶切除术。②穿刺见癌细胞、肿块 < 3 cm 且不伴淋巴结转移者,在条件允许的情况下可考虑限期行根治性手术,建议术中行前哨淋巴结活检以减少腋窝淋巴结清扫所致的更多术后并发症及更长的住院时间。③穿刺见癌细胞、肿块 ≥ 3 cm 或腋窝淋巴结阳性者,应根据临床分期、分子分型,并在医患充分沟通基础上选择合适的新辅助治疗,待 6 ~ 8 个周期术前新辅助治疗完成后,择期手术。

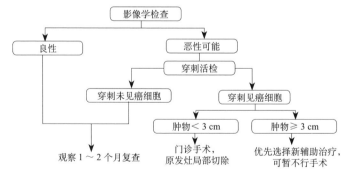

图 3 新冠肺炎疫情防控期间乳腺包块患者的处理原则(彩图见彩插 3)

87. 新冠肺炎疫情防控期间刚确诊乳腺癌患者的治疗

HER-2 阳性乳腺癌患者的术前新辅助治疗，建议优选以曲妥珠单抗联合帕妥珠单抗为基础的双靶向治疗，联合紫杉类药物或紫杉类药物加铂类化疗。因无须激素预处理且可周疗，紫杉类药物可优先考虑使用白蛋白紫杉醇。

激素受体阳性乳腺癌患者除新辅助化疗外，也可考虑新辅助内分泌治疗，优先考虑芳香化酶抑制剂，可联合 CDK4/6 抑制剂，绝经前患者加用卵巢功能抑制药物。

三阴性乳腺癌患者可采用白蛋白紫杉醇联合卡铂化疗，周疗使用，应密切观察治疗反应，根据血常规结果及时调整用药。

88. 突遇新冠肺炎疫情防控时新辅助治疗方案的调整

正在进行新辅助治疗的乳腺癌患者，尽量按原计划进行，但也可根据患者和当地新冠肺炎疫情的具体情况，参照上述意见调整治疗方案，换用毒性低、疗效好的方案，如 HER-2 阳性乳腺癌患者换用白蛋白紫杉醇联合曲妥珠单抗＋帕妥珠单抗治疗；激素受体阳性乳腺癌患者可换为内分泌治疗，但更换方案时应尽可能地记录肿瘤情况，完成疗效评价。

已经完成新辅助治疗的乳腺癌患者，以往要求在新辅助结束 4 周内完成手术，但特殊情况下，治疗有效患者允许延迟 2～4 周再行手术。新辅助治疗有效的乳腺癌患者，如暂时无法进行手术切除，基于后续可能使用的术后辅助治疗，为保持治疗连贯性，可以考虑先行药物治疗：激素受体阳性乳腺癌患者可行内分泌治疗；HER-2 阳性乳腺癌患者可停用化疗，继续既往有效的靶向治疗；三阴性乳腺癌患者可考虑口服卡培他滨治疗。

总之，在暂时无法手术的情况下，先选用低毒、有效、易于管理的药物治疗，待条件许可后再及时行手术治疗。

89. 新冠肺炎疫情防控期间手术的时机与范围

新冠肺炎疫情防控期间外科手术可适当延期：临床诊断为良性者，可先观察 1～2 个月再复查，后决定手术；疑诊者可以先行穿刺活检；确诊患者优先考虑使用新辅助药物治疗。

如手术条件允许，优先处理以下情况患者：既往乳腺癌手术后伴出血或伴感染抑或保乳切缘石蜡病理阳性需再次手术者；乳腺重建手术后出现并发症需手术处理者；已完成既定新辅助治疗或新辅助治疗期间肿瘤进展拟终止新辅助治疗者；乳腺癌局部复发可行切除病灶手术者等。此外，对于高侵袭性病理类型及局部晚期伴出血、感染患者，可由 MDT 讨论后制订个体化手术方案。

需要手术的患者，利用现有资源，在完成标准 R0 切除前提下，尽可能优化术式，缩短手术时间。对于肿瘤小、腋窝淋巴结临床阴性者，可采取局部肿块切除＋前哨淋巴结活检术，避免全乳切除和腋窝淋巴结清扫；对于病情不适合的保乳者，可行乳房全切术，视当时、当地新冠肺炎疫情情况决定是行即刻或延期乳房重建术。

基于目前各地新冠肺炎疫情轻重不一，对于确需手术的患者，鼓励同行专家"结果互认、治疗延续"，推荐其到所在省、市内有条件开展手术的医院，或留在感染风险相对低地区的医院接受手术治疗。

90. 新冠肺炎疫情防控期间辅助化疗的基本原则

严格掌握辅助化疗适应证，避免不必要的强烈化疗。如有条件，鼓励激素受体阳性、腋窝淋巴结 0 ～ 3 枚阳性乳腺癌患者行多基因检测，基于复发风险评估是否需要化疗。对于需要化疗的患者，认真权衡化疗利弊，尽量选择粒细胞减少风险低的化疗方案，严格计算化疗剂量，绝不超过标准推荐剂量，不推荐使用多西紫杉醇＋阿霉素＋环磷酰胺（TAC）三药联合化疗。术后化疗的时间可以允许推迟 2 ～ 4 周，并严格做好预防性升白药物治疗，推荐将长效粒细胞集落刺激因子作为一级预防。原则上可以考虑先用蒽环联合环磷酰胺（AC）化疗，危险度相对低的患者完成 4 个周期 AC 即可；高复发风险者，序贯紫杉类（AC-T）；

部分如年轻、三阴性、*BRCA* 突变患者，在紫杉类药物治疗基础上增加铂类药物，应注意不良反应。对于 HER-2 阳性乳腺癌患者，高危者序贯紫杉类联合靶向治疗（AC-T+HP），中、低危者可考虑紫杉周疗联合靶向治疗。伴有心血管或其他合并症的低风险或老年乳腺癌患者，基于前瞻性随机试验的数据，可考虑在治疗 6 个月后合理停止辅助抗 HER-2 治疗。尽管并不推荐白蛋白紫杉醇作为常规药物用于辅助治疗，但对于那些既往紫杉类药物化疗后曾发生严重粒细胞缺乏伴发热，或具有潜在粒细胞缺乏、发热高风险的乳腺癌患者，可考虑采用更安全的白蛋白紫杉醇。

完成初始辅助化疗后，应根据患者的复发风险，选择合理的后续强化治疗：*BRCA* 突变的 HER-2 阴性乳腺癌患者可考虑序贯奥拉帕利治疗；无 *BRCA* 突变的三阴性乳腺癌患者，可在化疗后序贯使用卡培他滨治疗。当然，无论选择哪种强化治疗，都应密切关注不良反应，尤其是在新冠肺炎疫情防控期间，可适时、合理减量或暂停口服药物，以免因不良反应导致不必要的就医和治疗风险。

91. 新冠肺炎疫情防控期间辅助内分泌治疗的选择

激素受体阳性乳腺癌患者的辅助内分泌治疗，可用在化疗后或直接用于低危、无须化疗者，首选口服芳香化酶抑制剂或他莫昔芬治疗，高危患者可在芳香化酶抑制剂基础上加用阿贝西利，

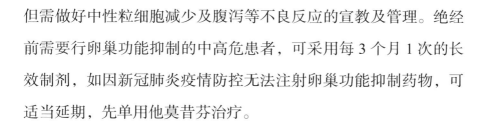

但需做好中性粒细胞减少及腹泻等不良反应的宣教及管理。绝经前需要行卵巢功能抑制的中高危患者，可采用每 3 个月 1 次的长效制剂，如因新冠肺炎疫情防控无法注射卵巢功能抑制药物，可适当延期，先单用他莫昔芬治疗。

92. 新冠肺炎疫情防控期间辅助放疗是否可延期

辅助放疗原则上应在术后 6 个月内完成，但新冠肺炎疫情防控期间如无法去医院接受放疗，或者为避免因放疗频繁出入医院和社区，以及担心放疗导致放射性肺炎及身体抵抗力下降等，可考虑延迟 1 ~ 2 个月再开始化疗，在此期间可先接受辅助内分泌或靶向药物治疗。一旦条件允许，优先考虑对高风险乳腺癌患者行辅助放疗，如年轻、炎性乳癌、肿瘤大或淋巴结阳性、三阴性或 HER-2 阳性、保乳切缘阳性等患者。已接受放疗因疫情而中断的乳腺癌患者也应优先完成既定方案。

93. 突遇新冠肺炎疫情防控时辅助治疗方案的调整

辅助内分泌治疗的疗程为 5 ~ 10 年，新冠肺炎疫情期间尽量开"长处方"以便在家坚持治疗，可充分应用互联网医院等线上诊疗模式复诊配药，尽量保持治疗的连贯性，同时可使用互联网医疗来管理内分泌治疗的相关不良反应。

正在进行辅助靶向治疗的患者，如处于新冠病毒感染高风险，被迫延期 6～8 周对总体疗效影响不大，可在恢复治疗后，重新给予负荷剂量，或适当调整后续用药间隙期，确保总疗程为 12 个月的剂量强度。如果在较长一段时间内无法进行双靶向治疗，可酌情考虑临时改为口服酪氨酸激酶抑制剂。

辅助化疗患者的处理原则可结合患者病情及时合理调整，既要最大限度地降低新冠肺炎疫情对治疗的影响，也要最大限度地减少化疗导致的抵抗力下降从而增加感染风险。对于部分正在化疗的激素受体阳性患者，如果辅助化疗被迫中断且估计短期内无法恢复，也可谨慎考虑先行内分泌治疗。

94. 新冠肺炎疫情防控期间患者的复查评估

对于术后辅助治疗已经完成的患者，无须拘泥原定的每 3～4 个月复查 1 次的要求，可推迟 1～2 个月再复查，尤其可暂缓骨扫描、骨密度及头颅磁共振等检查。如患者正处于新辅助治疗期间，无临床症状或维持肿瘤缓解体征，则可延迟影像学评估和临床评估，但建议与主诊医生始终保持联系。

正在接受内分泌治疗的患者，建议开"长处方"继续用药而不急于去医院检查。正在接受大分子靶向药物治疗的患者，如在治疗中无临床症状或体征，则可延迟超声心动图、心电图的随访复查。正在接受化疗的患者，每次治疗都需严密观察不良反应，过程中及时合理调整剂量，确保化疗安全。

对于正治疗中复发转移患者，可根据患者症状和肿瘤负荷适当简化、优化检查项目，重点检查靶病灶或有明显症状的器官部位。肺部 CT 不仅是乳腺癌患者常用检查项目，也是新型冠状病毒肺炎重要的诊断和排查手段，可以考虑采用。基线检查阴性且症状稳定的患者，不建议常规行骨扫描、MRI 等检查。

95. 新冠肺炎疫情防控期间激素受体阳性晚期乳腺癌患者内分泌治疗或化疗的选择

激素受体阳性的复发转移乳腺癌患者，化疗和内分泌治疗都是合理的选择方案。在单纯内分泌治疗时代，一线治疗首选化疗的比例明显更高，但随着更多 CDK4/6 抑制剂、HDAC 抑制剂等靶向药物在国内获批上市，内分泌治疗的效果得到进一步提升。鉴于口服内分泌治疗可以减少人员流动，降低新冠肺炎感染风险，新冠肺炎疫情常态化防控下，更建议优先采用内分泌治疗，以确保治疗的延续性。

选择内分泌治疗方案时，应结合患者的疾病状态、既往治疗情况、治疗方便性等多方面因素，在合适时机选择联合方案。疫情高风险地区的患者，可考虑先单用内分泌治疗，2～4 周后如可耐受，再联合靶向药物治疗。而低风险地区的患者，靶向药物开始使用时也可以适当降低剂量，随后再根据疗效和不良反应调整剂量。靶向联合方案首选 CDK4/6 抑制剂，但不同 CDK4/6 抑制剂的服用方式、不良反应谱存在差异，应结合患者自身状态进行选择，可考虑首选骨髓和肺毒性较小的阿贝西利。结合《中国临床肿瘤学会（CSCO）乳腺癌诊疗指南 2022》，在一轮 CDK4/6 抑制剂治疗失败后，可以考虑内分泌治疗联合西达本胺或另一类 CDK4/6 抑制剂。当然，对于两轮及以上内分泌治疗失败的患者，应及时改变治疗策略，选择合理的化疗方案。

正在接受化疗的患者可根据新冠肺炎疫情情况合理调整治疗方案。真实世界数据显示，化疗有效的患者换用内分泌治疗会获得更好的 PFS。因此，正在接受化疗的激素受体阳性晚期乳腺癌患者，如遇新冠肺炎疫情防控导致无法继续化疗，可及时更换为内分泌治疗。

96. 新冠肺炎疫情防控期间 HER-2 阳性晚期乳腺癌患者最佳靶向治疗药物的选择

HER-2 阳性复发转移乳腺癌患者，应根据既往曲妥珠单抗使用情况，选择治疗方案。对曲妥珠单抗敏感的患者，应选择紫杉类药物化疗联合曲妥珠单抗 + 帕妥珠单抗双靶向治疗方案。紫杉类药物首选白蛋白紫杉醇，治疗有效者，条件允许下应继续原方案治疗。已完成 4～6 个周期紫杉类药物化疗联合曲妥珠单抗 + 帕妥珠单抗双靶向治疗有效者，可以停止化疗，保留曲妥珠单抗＋帕妥珠单抗作为维持治疗。

吡咯替尼联合卡培他滨是曲妥珠单抗治疗失败后的首选方案，但对于无法继续双靶向输液的 HER-2 阳性患者，可以采用此"双口服"药物方案。

对于吡咯替尼治疗失败的患者，《中国临床肿瘤学会（CSCO）乳腺癌诊疗指南 2022》推荐可选择 ADC 药物（如 T-DM1、T-DXd）、HP 联合其他化疗、另一类 TKI 等方案，但此时应结合新冠肺炎疫情和患者既往病史综合考量：中高风险地区的患者，应尽量选择口服靶向药物，可单用或联合口服化疗药物，激素受体阳性者也可联合内分泌治疗；低风险地区的患者，可选择新型抗 HER-2 ADC 药物，以尽快控制肿瘤进展。

97. 新冠肺炎疫情防控期间晚期三阴性乳腺癌患者化疗原则

化疗是晚期三阴性乳腺患者的主要治疗手段。在疫情高风险地区，建议这类患者尽量少用联合化疗，可采用单药化疗，尽量采取周疗用药，同时应尽早完成基因检测，包括 *BRCA*、*PD-L1* 等，便于化疗安全管理和调整方案。PD-1 抑制剂被验证治疗 TNBC 患者有效，且不良反应较轻。对紫杉类药物治疗敏感的患者，可以考虑白蛋白紫杉醇联合 PD-1 抑制剂方案。紫杉类药物治疗失败的患者，可以考虑口服化疗，如卡培他滨、长春瑞滨、依托泊苷等，不良反应可耐受时，可考虑联合化疗。因新冠肺炎疫情无法继续接受原静脉化疗的患者，可以改为上述口服药物化疗。

晚期姑息化疗的目的是"延年益寿"，本着"细水长流"的原则，可考虑采用"节拍治疗"的策略。对那些肿瘤负荷不大或多线治疗后体质较弱的患者，节拍治疗还可以再慢些甚至暂停化疗，进行最佳支持治疗，以最大限度地保证患者生活质量，为其提供更多的居家时间。

（李健斌）

参考文献

1. LI J，WANG H，GENG C，et al. Suboptimal declines and delays in early breast cancer treatment after COVID-19 quarantine restrictions in China：A national survey of 8397 patients in the first quarter of 2020. EClinicalMedicine，2020，26：100503.

2. LI J B，JIANG Z F. Chinese Society of Clinical Oncology Breast Cancer（CSCO BC）guidelines in 2022：stratification and classification.Cancer Biology & Medicine Jun，2022，19（6）：769-773.

3. JIANG Z F，LI J B. Ten hot issues of breast cancer surgery in the precision medicine age. Chinese Journal of Operative Procedures of General Surgery（Electronic Version），2016，10（3）：192-196.

4. ZHANG L，WU ZY，LI J，et al. Neoadjuvant docetaxel plus carboplatin vs

epirubicin plus cyclophosphamide followed by docetaxel in triple-negative，early-stage breast cancer（NeoCART）：Results from a multicenter，randomized controlled，open-label phase II trial. Int J Cancer，2022，150（4）：654-662.

5. JIANG Z F，XU F R，FAN J，et al.A multicenter，randomized，controlled，phase Ⅳ clinical study of PEG-rhG-CSF for preventing chemotherapy induced neutropenia in patients with breast cancer. Zhonghua Yi Xue Za Zhi，2018，98（16）：1231-1235.

6. TUTT A N J，GARBER J E，KAUFMAN B，et al. Adjuvant olaparib for patients with BRCA1- or BRCA2-mutated breast cancer. N Engl J Med，2021，384（25）：2394-2405.

7. WANG X，WANG S S，HUANG H，et al. Effect of capecitabine maintenance therapy using lower dosage and higher frequency vs observation on disease-free survival among patients with early-stage triple-negative breast cancer who had received standard treatment：The SYSUCC-001 randomized clinical trial. JAMA，2021，325（1）：50-58.

8. JOHNSTON S R D，HARBECK N，HEGG R，et al.Abemaciclib combined with endocrine therapy for the adjuvant treatment of HR+，HER2-，node-positive，high-risk，early breast cancer（monarchE）. J Clin Oncol，2020，38（34）：3987-3998.

9. CAO L，XU C，CAI G，et al. How does the interval between completion of adjuvant chemotherapy and initiation of radiotherapy impact clinical outcomes in operable breast cancer patients? Ann Surg Oncol，2021，28（4）：2155-2168.

10. YUAN Y，ZHANG S，YAN M，et al. Chemotherapy or endocrine therapy，

first-line treatment for patients with hormone receptor-positive HER2-negative metastatic breast cancer in China：a real-world study. Ann Transl Med，2021，9（10）：831.

11. XU B，YAN M，MA F，et al. Pyrotinib plus capecitabine versus lapatinib plus capecitabine for the treatment of HER2-positive metastatic breast cancer（PHOEBE）：a multicentre，open-label，randomized，controlled，phase 3 trial. Lancet Oncol，2021，22（3）：351-360.

12. LI J B，JIANG Z F. Establishment and its application of Chinese society of clinical oncology artificial intelligence system（CSCO AI）. Zhonghua Yi Xue Za Zhi，2020，100（6）：411-415.

13. NIE J，WANG T，XU R，et al. Chinese expert consensus on coronavirus disease 2019 vaccination for breast cancer patients. Transl Breast Cancer Res，2021，2：34.

乳腺癌患者新冠病毒疫苗的接种

98. 乳腺癌患者接种新冠病毒疫苗是防疫的实际需求

因国内外新冠肺炎疫情防控的现状不同，对于肿瘤患者等特殊人群是否需要接种新冠病毒疫苗、接种时机、接种新冠病毒疫苗种类等推荐意见存在差异。我国卫生健康委员会提出，恶性肿瘤患者免疫功能已经受损，是感染新型冠状病毒后的重症、死亡高风险人群，该类人群接种疫苗后的免疫反应及保护效果可能会降低。对于灭活疫苗和重组亚单位疫苗，根据既往同类型疫苗的安全性特点，建议接种；对于腺病毒载体疫苗，虽然所用载体病毒为复制缺陷型，但既往无同类型疫苗使用的安全性数据，建议充分告知，个人权衡获益大于风险后接种。美国 NCCN COVID-19 疫苗接种建议委员会推荐：恶性肿瘤患者及正在治疗中的恶性肿瘤患者，应该优先接种新冠病毒疫苗，并可以接种

FDA 授权使用的任何疫苗。

乳腺癌患者对新冠病毒疫苗接种有需求、有要求，尽管越来越多的数据显示了肿瘤患者接种疫苗的安全性，但在具体实施疫苗接种时，仍需充分考虑患者肿瘤病情是否稳定、正在接受的治疗手段的安全性和晚期患者预期生存期，并使患者充分知情同意，必要时咨询相关专业的专家。肿瘤患者要避免对新冠肺炎疫情防控的麻痹松懈和侥幸心理拒绝接种新冠病毒疫苗，而应该充分评估安全性及时合理接种新冠病毒疫苗，以确保"抗疫、抗癌"安全。

目前，肿瘤患者接种新冠病毒疫苗的临床证据多来源于流感疫苗的接种结果。考虑到前期肿瘤人群接种流感疫苗的安全性和有效性，国内外多个学术团体建议在全球疫苗并不充足的背景下，优先考虑对这类人群开展新冠病毒疫苗接种，以降低其感染和重症化风险。

99. 乳腺癌患者接种新冠病毒疫苗：应接尽接

关于乳腺癌人群接种新冠病毒疫苗的相关研究较少，安全性、有效性尚不确定。绝大多数乳腺癌患者没有针对新冠病毒的免疫力，感染后发生危重症甚至死亡风险增高。参照既往恶性肿瘤患者接种其他疫苗的临床表现，综合考虑新冠病毒疫苗接种的安全性、有效性和必要性，专家普遍认为乳腺癌人群应该接种新冠病毒疫苗。对于最近感染新冠病毒的乳腺癌患者，或存在肿瘤相关的特殊情况时，可以推迟接种新冠病毒疫苗。对于接受造血干细胞抑制或细胞因子治疗的患者，需推迟 3 个月再接种新冠病毒疫苗。

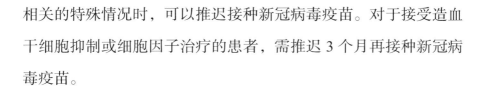

100. 乳腺癌患者接种新冠病毒疫苗的时机

（1）刚确诊乳腺癌患者接种新冠病毒疫苗的时机

要根据具体情况区别对待。对尚未接种新冠病毒疫苗的患者，结合全球新冠病毒疫苗接种后的总体安全性数据，在接种新冠病毒疫苗后，可考虑在短期观察后安排手术，做到"抗疫、抗癌"两不误。考虑到新冠病毒疫苗接种可能存在影响手术进程、延缓术后康复等风险，可优先安排手术，再根据患者恢复情况择期开展新冠病毒疫苗接种。

对已经开始常规接种新冠病毒疫苗（完成第一针接种），但尚未完成第二针新冠病毒疫苗接种的患者，如近期需要进行外科手术，专家建议在第一剂新冠病毒疫苗接种 1 周后或第二剂新冠病毒疫苗接种 1 周前手术，否则应暂缓手术。

（2）已完成新冠病毒疫苗接种的乳腺癌患者行手术最佳间隔时间

已完成新冠病毒疫苗接种的患者，专家建议应在新冠病毒疫苗接种至少 1 周后，再进行手术，这样既可以充分评估新冠病毒疫苗反应，也不耽误手术。

不同手术方式的创面面积、创伤程度和恢复速度不同，新冠病毒疫苗接种可能会影响术后疾病痊愈的进程。一些专家认为，手术范围大小与创伤程度不存在正相关关系。因此，接种新冠病毒疫苗的决策与手术的方式关联性不大。

对于围手术期（术前 1 周到术后 1 个月）乳腺癌患者，考虑到身体恢复及手术创面愈合等因素，不推荐其接种新冠病毒疫苗。

（3）新辅助治疗阶段乳腺癌患者接种新冠病毒疫苗的时机

专家建议应根据新辅助阶段不同的治疗手段，考虑是否可以接种新冠病毒疫苗并确定合理的时机：正在接受新辅助化疗的患者，考虑到化疗对机体免疫功能的损伤，结合目前国内疫情形势整体控制不错，且新辅助化疗时长相对较短，严格安全管理下可根据情况考虑暂缓接种新冠病毒疫苗。

鉴于新辅助内分泌治疗的不良反应较小，且大多数接受新辅助内分泌治疗的患者年龄较大，疗程较长，相对而言有较高新冠病毒感染风险，建议这类患者在经过评估后接种新冠病毒疫苗。

（4）正在接受辅助化疗的患者是否可以接种新冠病毒疫苗

乳腺癌患者正在接受辅助化疗时，免疫功能会受到影响，可能会增加疫苗接种的不良反应，建议暂缓接种新冠病毒疫苗。

对于术后计划接受但尚未开始辅助化疗的乳腺癌患者，专家建议可在辅助化疗完成后再接种新冠病毒疫苗。对于已经完或第一剂新冠病毒疫苗接种的患者，可按计划完成新冠病毒疫苗接种，但避免与化疗同时进行。

（5）化疗结束后接种新冠病毒疫苗的时机

化疗对患者身体状况影响相对较大，在最后 1 次术后辅助化疗 1 个月内，患者造血、免疫等功能还未完全恢复，存在应用重组人粒细胞集落刺激因子促进造血的可能，不建议接种新冠病毒疫苗。末次化疗 3 个月后可以接种新冠病毒疫苗。在末次化疗 1～3 个月内，对于有疫苗接种需求患者，也可以考虑接种新冠病毒疫苗。

（6）辅助靶向治疗期间是否可以接种新冠病毒疫苗

术后辅助单纯靶向治疗不良反应较小，并且治疗周期长（1 年），患者如果长期暴露于新冠病毒有感染风险的话，建议接种新冠病毒疫苗。但也有部分专家认为肿瘤靶向治疗属于抗原抗体结合的治疗手段，疫苗本身可能对这一免疫反应产生影响，因此要特别注意接种疫苗期间的安全管理，避免两种免疫相关的临床行为不良反应叠加的可能，应尽量避免接种新冠病毒疫苗。

（7）辅助内分泌治疗期间是否可以接种新冠病毒疫苗

术后辅助内分泌治疗普遍采用三苯氧胺、芳香化酶抑制剂单用口服，安全性好，且治疗疗程可长达 5 到 10 年，可以在化疗结束后、辅助内分泌治疗期间接种新冠病毒疫苗。

（8）辅助放疗期间是否可以接种新冠病毒疫苗

乳腺癌术后辅助放疗疗程较短（1 个月左右），且由于放疗期间射线暴露、远隔效应及对血液系统的影响等，不建议在放疗期间接种新冠病毒疫苗，可考虑放疗完成后再接种。

（9）复发转移乳腺癌患者接种新冠病毒疫苗的时机

复发转移性乳腺癌患者的身体状况、免疫功能与早期乳腺癌患者差别较大，且接受的药物治疗比较复杂，新冠病毒疫苗接种决策应与早期乳腺癌患者采取不一样的标准。

正在服用卡培他滨行早期辅助治疗的复发转移患者如耐受性好，可考虑接种新冠病毒疫苗；采用卡培他滨维持治疗、病情稳定的复发转移乳腺癌患者，可考虑接种新冠病毒疫苗；而病期较晚的复发转移乳腺癌患者，则谨慎接种新冠病毒疫苗。

由于吡咯替尼、CDK4/6 抑制剂和西达本胺等抗肿瘤新药本身的作用机制及其与新冠病毒疫苗之间的交互作用尚不明确，使用这些药物的患者接种新冠病毒疫苗时，应充分咨询相关专业人员的意见。使用 PD-1/PD-L1 抑制剂可能会影响患者机体的免疫功能，因此不建议这类患者接种新冠病毒疫苗。

（10）计划入组临床研究的乳腺癌患者接种新冠病毒疫苗的时机

国外指南中针对临床研究中的乳腺癌患者，均推荐接种新冠病毒疫苗。但基于国内新冠肺炎疫情，考虑到疫苗接种可能会影响临床研究的结果判读，故认为并非所有参与临床研究的患者都适合接种新冠病毒疫苗，建议应根据临床研究的具体方案决定是否可以接种。

筛选期的患者应慎重接种新冠病毒疫苗。但如果患者在进入筛选期前已经接种了第一针新冠病毒疫苗，可按原计划完成后续疫苗接种，再考虑参加临床试验。如果患者已经进入筛选期，考虑到疫苗接种可能会影响患者安全性的评估，建议暂不接种新冠病毒疫苗。

处于临床研究初始阶段（如晚期乳腺癌解救治疗的前 6 个月）的患者，应该尽量避免接种新冠病毒疫苗，以减少疫苗接种对临床干预因素的潜在影响。在经治疗后病情稳定、研究进入维持阶段的患者，可以接种新冠病毒疫苗。而早期新辅助治疗、辅助治疗阶段的临床研究，应根据患者接受的治疗手段，参考上述专家意见，或由主要研究者（PI）和申办方讨论决定。

（李健斌）

参考文献

1. World Health Organiztion. WHO Coronavirus Disease（COVID-19）Dashboard[2022-08-30].https：//covid19.who.int/.

2. LIN Y，HU Z，ZHAO Q，et al. Understanding COVID-19 vaccine demand and hesitancy：A nationwide online survey in China. PLoS Negl Trop Dis，2020，14（12）：e0008961.

3. National Health Commission of The People's Republic of China. Vaccination of COVID-19[2022-08-30].http：//www.nhc.gov.cn/jkj/s7915/202109/47aad44bd9b54b59a 33d29f7f7c2ca9e.shtmL.

4. SIEGEL R L，MILLER K D，FUCHS H E，et al. Cancer Statistics，2021. CA Cancer J Clin，2021，71（1）：7-33.

5. WU Z，MCGOOGAN J M. Characteristics of and important lessons from the coronavirus disease 2019（COVID-19）outbreak in china：summary of a report of 72 314 cases from the chinese center for disease control and prevention. JAMA，2020，323（13）：1239-1242.

6. PATHANIA A S，PRATHIPATI P，ABDUL B A，et al. COVID-19 and cancer comorbidity：therapeutic opportunities and challenges. Theranostics，2021，11（2）：731-753.

7. 中国临床肿瘤学会指南工作委员. 中国临床肿瘤学会（CSCO）乳腺癌诊疗指南 2021. 北京：人民卫生出版社，2021.

8. 国家卫生健康委员会疾病预防控制局. 新冠病毒疫苗接种技术指南（第一版）. 中国病毒病杂志，2021，11（3）：161-162.

9. NCCN. Cancer and COVID-19 vaccination，2021，version 4.0[2022-08-30]. https：//wwwnccnorg/docs/default-source/covid-19/2021_covid-19_vaccination_ guidance_v4-0pdf?sfvrsn=b483da2b_70.

10. LI J，WANG H，GENG C，et al. Suboptimal declines and delays in early breast cancer treatment after COVID-19 quarantine restrictions in China：A national survey of 8397 patients in the first quarter of 2020. EClinicalMedicine，2020，26：100503.

11. LI F，XU F R，ZHANG H Q，et al. Analysis of the treatment patterns and safety of early breast cancer patients during the COVID-19 pandemic . Translational Breast Cancer Research，2020，1：15.

12. LAINE C，COTTON D，MOYER D V. COVID-19 vaccine：promoting vaccine acceptance. Ann Intern Med，2021，174（2）：252-253.

13. KO G，HOTA S，CIL T D. COVID-19 vaccination and breast cancer surgery timing. Breast Cancer Res Treat，2021，188（3）：825-826.

14. DESAI A，GAINOR J F，HEGDE A. et al. COVID-19 vaccine guidance for patients with cancer participating in oncology clinical trials. Nat Rev Clin Oncol，2021，18：313-319.

人工智能决策系统

101. 人工智能与临床医生的差异

人工智能（artificial intelligence，AI）是一门综合了计算机科学、生理学、哲学的交叉学科。"人工智能"一词最初于1956年在美国计算机协会组织的达特莫斯学会上被提出。此后，研究者们发展了众多理论和原理，人工智能的概念也随之扩展。虽然本质上，人工智能是对人类智能思维的模拟，但两者在思维模式、创造能力、社会属性方面有很大的不同。

第一，两者的思维模式不同。在临床实践中，医生看病是生理和心理上的一个多层次的、错综复杂的过程，人工智能则按照预先设计的程序相对简单快速地进行思维活动。医生通过与患者交流，结合自身的经验常识，归纳总结出合适的治疗方案；而人工智能需要借助模式识别系统从自然语言中得到有效的信息，并从储存的海量信息中以其惊人的记忆力、敏捷的运算速度、精确的逻辑判断能力，查询到类似的数据，给出最佳的方案。因此，准确的算法、精确的分析是人工智能的保证，而经验和学习能力则是医生智慧的重要依托。

第二，两者的社会属性不同。医生在临床实践中面临的不仅仅是疾病，更是患病的人，乃至整个家庭，因此在给出决策时，不单单要考虑疾病本身的特征，还要考虑患者的生活环境、经济条件、工作、家庭、药物可及性、医保等社会因素。而人工智能则不需要接触患者，只是针对临床病例资料，给出数据的最佳方案。因此，在某些情况下，一套成熟的人工智能系统给出的方案可能是最正确的，而由一名经验丰富的医生给出的方案却可能是最适合患者的。

第三，两者的创造能力不同。人工智能可以储存巨大的"记忆"容量，可以自我学习，但其不会自动地提出问题，而且其对任务的解决是机械的，只有在逐一查对了一切可能的途径之后，才能找到正确答案；而医生则具有高度的主动性、灵活性、随机性。在面对复杂病例时，人工智能可能由于数据参考量少而无法给出方案，但经验丰富的医生仍可以结合患者目前及既往情况，给出个体化的治疗方案。

102. 医学领域人工智能的发展机遇

大数据应用是人工智能发展的重要条件。医疗大数据的研究主要为了解决两部分内容：一是帮助解决传统随机对照试验（randomized controlled trial，RCT）难以完成的问题。临床中总是存在一些问题，或无法随机，或无须随机，此时真实世界中的大数据是重要的证据来源。二是在海量医学数据中找到有价值的信息。医学数据涵盖与健康相关的所有信息，如生物医学大数据（基因组学、蛋白组学、代谢组学等）和诊疗大数据（诊断、实验室检查、影像学检查、医嘱、手术、经费等）。在分子病理方面，二代测序（next-generation sequencing，NGS）等新技术的出现为肿瘤精准检测、精确治疗提供了新的机遇。研究显示，有76%的患者至少有 1 个可用药变异，每个肿瘤样本平均有 3.06 个基因变异、1.57 个可用药变异，而人类有 2 万～ 3 万个基因，如何精确地进行检测并将其转化为临床获益成为当前研究的热点。对于乳腺癌的诊疗，我们已经看到了精准分子病理检测的应用成果，21 基因检测可以评估 HR 阳性早期乳腺癌预后风险，判断化疗敏感性，而 *BRCA* 基因检测等已被证实与遗传性乳腺癌及铂类、奥拉帕尼疗效相关。

人工智能使收集、处理、分析这些大数据信息成为可能。①数据收集方面：人工智能可以高效、精准地收集整合医学数据，并建立标准化的数据平台，如目前已经可以做到直接在医院系统中抓取数据，也可以利用患者佩戴的电子设备等收集个人健康信息，并将这些信息整合到云平台中进行分析处理。②数据处理方面：智能系统如 Watson for Genomics 可以接收患者的肿瘤活检基因学检测报告，通过强大的认知与计算能力，发现与病情发展情况相关的基因突变，并提供针对这些突变的可选治疗方案列表，从而帮助医师更好地掌握患者的个体化信息，做好辅助诊疗工作。

103. 人工智能系统在临床中的应用价值

"看病难、看病贵"是目前我国医疗领域面临的主要问题，而医疗人才的相对匮乏是造成这一问题的原因之一。AI 的应用在未来可以很好地缓解医疗行业的压力。

一是目前医生培养模式仍有欠合理之处，而通过 AI 的应用，可以使年轻医生迅速成长。AI 的应用已经解决或部分解决了很多教育领域的挑战性问题，包括语言处理、推理、规划和认知建模等。DxR Clinician 是专门针对教学型医院、医学类院校及住院医师的网络虚拟患者系统，被广泛应用于教育教学和医学生临床思维评估中。AI 用数字化和充满活力的方式为学生提供了更多参与的机会，而这些机会通常在教科书或教室的固定环境中无法找到。

二是目前医生日常工作中烦琐、机械的任务较重，这是最亟待解决也是 AI 目前最被需要应用的场景之一。病历书写问题一直是临床医生，特别是一线医生面临的主要压力，当内科医生每天书写病历的时间超过了 60% 时、当外科医生手术记录无法由主刀或助手及时书写时、当病历书写沦为简单的复制粘贴时，病案的质量可想而知。虽然由纸质病历发展到电子病历体现了信息技术的进步，但效率、质量的进步才是重中之重。在我国，已有对智能病历书写系统的相关探索，如科大讯飞与北京大学口腔医院共同研发的基于智能语音的门诊病历采集系统，医生在接诊过程中，只需要以口述的方式说出患者的病历，医生的工作电脑上就会自动生成结构化的电子病历，使手写病历质量低、花费时间长等问题迎刃而解。此外，诸如智能病理计数、智能阅片等都解放了医生劳动力，避免了医生因疲惫而造成差错。

三是医生个人精力和能力总是有限，AI 可以帮助医生进一步提高诊疗水平。临床实践中，医生的决策水平主要依赖个人经验与学习能力。在医学信息不断发展的今天，临床医生面临很大的学习压力。研究显示，一名医生如果想紧跟医学进展，需要每个工作日学习 29 个小时，而在这些学习数据中，有高达 80% 为非结构化数据。因此，经验不足限制了低年资医生的决策水平，学习时间不足成了高年资医生面临的主要问题，而智能决策系统的研发旨在结合 AI 的学习分析能力及专家的经验，从而辅助医生得到更加准确的决策方案，如沃森肿瘤（Watson for

Oncology，WFO）系统。除此之外，AI 对外科医生而言更是提高手术技巧的好帮手，诸如达·芬奇机器人之类可以协助医生进行更加精细化的微创操作，也使得患者手术创伤越来越小，生活质量进一步提高。

104. 肿瘤领域人工智能研究进展

肿瘤领域人工智能的研究主要集中在智能病理、智能影像等方面，而随着研究的不断深入，过去两年肿瘤领域不断有成果产出，特别是在疾病预测、患者管理等方面。

人工智能在智能病理和智能影像等方面的优势主要在于其强大的图像分析及深度学习能力，既往研究主要是直接对比人工智能系统与不同经验医生在病理切片及影像片识别中的诊断能力，属于辅助智能。近年来研究者进一步探索智能图片分析能力，希望能够通过 AI 在医生本身能力之外的工作中实现突破，也就是所谓的增强智能。人工智能在图像分析方面的巨大潜力，能够在传统切片或影像片中发现可能蕴含的潜在信息，而这在既往医生通过肉眼或显微镜下观察中是难以发现的，人工智能的图像分析能力不仅可以帮助医生省时、省力，更有可能帮助医生突破传统的认知。

既往智能系统大多应用于医生的诊疗工作中，基于伦理的考虑，鲜有智能系统与患者直接接触，目前随着智能对话系统的研发，人们开始探索智能系统在患者管理方面的价值。

由于医疗资源相对不足，缺少专业的从业人员进行规范的随访，患者的院外信息缺失一直是我国肿瘤患者管理的主要困难。而智能对话系统通过可携带电子设备的普及应用，一方面，增强了患者积极随访沟通的意愿，可以很好地收集、整理、存储患者的院外随访信息；另一方面，在医学大数据时代，更可以为数据库的管理提供必要的保障。

105. 人工智能决策系统的发展与困境

人工智能辅助支持系统（人工智能决策系统）是主要的人工智能技术之一。临床实践中，医生的决策水平主要依赖于个人经验与学习能力。在医学不断发展的今天，临床医生面临很大的学习压力，智能决策系统的研发就是为了能够结合人工智能的学习分析能力及专家的经验，从而得到更加准确的决策方案。这种新的数据分析方法对解释大型复杂的数据集有很大的帮助。这个观点集中于决策支持系统的子集上，而设计这些系统是为了在临床医生寻求做出决策时交互使用，并不考虑他们所采用的基础分析方法。

现有的决策系统中，最为成熟、智能的是国外的 WFO。该系统是 IBM 开发的认知计算系统，具有理解、推理、学习、互动四项基本特征。WFO 可以阅读并理解大规模的结构化和非结构化数据、搜寻大量数据，并且可以认知内容、诠释医学术语，并以顶级医学专家和真实病例为样本，持续自我学习并改进，还可以在几秒钟内阅读数百万的文字，收罗世界上最先进的医疗大数据信息，学习海量知识，并用人类语言回答问题，代替医学生搜索各种可能的信息，辅助他们完成诊断，提升诊疗的准确性。

但所有的人工智能决策系统都有赖于开发者的临床经验和诊疗指南。我们曾经利用 WFO 系统验证了 WFO 智能决策与不同年资医生的差异及决策的规范性，提示 WFO 在乳腺癌治疗中展示出较好的可行性和规范性，但决策水平距离高水平乳腺癌专科医生尚有一定差距。此外，还发现人工智能决策系统对肿瘤医生制订方案具有一定影响，特别是在 HR 阳性和晚期乳腺癌一线治疗阶段中。在人工智能的辅助下，医生推荐的治疗方案的指南符合率会明显提高，提示人工智能辅助医生进行决策是目前有效的应用模式。WFO 系统与医生决策的符合率见图 4。

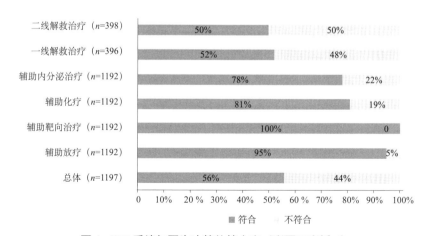

图 4 WFO 系统与医生决策的符合率（彩图见彩插 4）

在探索过程中，我们发现 WFO 与国内指南符合率较低，同时，作为一款基于国外公司研发的系统，其核心数据来源于 MSK 的治疗经验和 NCCN 指南，在实用性上，并不都符合我国人群的治疗习惯和经验。仅使用国外的人工智能决策系统所产生的问题也逐渐显现，如智能系统的本地化困境、伦理问题、研发标准等都受到影响。基于国外指南及治疗经验形成的人工智能系统，既不符合国内治疗现状，也不具备自主的知识产权，因此，基于国内数据及指南，自主研发智能系统并在肿瘤患者中推广的，这一需求亟待解决。

106. 人工智能决策系统的中国研发之路

我国作为最大的发展中国家，其肿瘤的诊疗蕴含特殊的国情，国际开发的智能决策系统无法完全适应我国国情，这也是限制智能决策系统在国内使用的最重要原因。

建立具有自主知识产权的智能决策系统，需要在具有自主知识产权的系统中，基于符合我国实情的指南框架，并通过学习我国人群数据进行完善。在中国临床肿瘤学会的平台下，我们牵头并撰写了《中国临床肿瘤学会（CSCO）乳腺癌临床诊疗指南》，并在临床中得到广泛应用。同时，我们也牵头建立了国内多中心乳腺癌临床诊疗数据库，目前已经达到 10 万例规模。自 2017 年起，我们就开展了适应我国国情的智能决策系统的研发工作，目前在中国临床肿瘤学会乳腺癌专家委员会（CSCO BC）平台下，利用 CSCO 乳腺癌诊疗指南与数据库，开发了 CSCO AI 智能决策系统。

完成系统建立后，我们随后开展了系统验证工作，将 CSCO AI 智能决策系统的验证主要分为 4 个阶段，包括识别有效信息阶段、给出决策阶段、决策验证阶段、市场推广阶段，每个阶段的研究目的不同，对应的研究方法也存在迥异。考虑到与药物的临床研究相似，因此我们将其定义为智能决策系统的 I ～ IV 期临床研究。

通过这些验证性研究，目前 CSCO AI 智能决策系统已经在全国定点医院进行推广和测试。后续我们将通过收集患者信息及后续治疗资料，了解不同专家对 CSCO AI 智能决策系统的接受程度，同时根据临床需求，加入医保、经济因素、安全性等数据，完善智能决策系统，建立新的预测模型，如骨髓保护、肝损伤预测模型，提高 CSCO AI 智能决策系统的适用范围，推动智能化全程管理理念。

107. CSCO AI 智能决策系统的设计与应用

CSCO AI 智能决策系统作为具有自主知识产权的产品，在设计和功能上，完全符合我国特色。系统输入界面的设计依据临床路径，主要包括患者的基本信息和诊疗信息等。为了便于信息的输入和整理，CSCO AI 智能决策系统以时间轴的方式展示输入诊疗信息。输入的信息是 CSCO AI 智能决策系统给出治疗决策的必要内容，在我们开展的 I 期临床研究中，判断了系统给出决策方案所需要的关键信息，并根据这些信息设定了优先级，完成信息的输入后，才能生成相应的诊疗决策（图 5）。

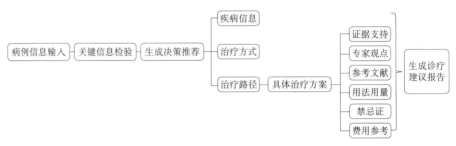

图 5　CSCO AI 智能决策系统诊疗决策

完成数据输入后，系统会根据患者的信息生成决策推荐界面，主要包括患者重要信息汇总、治疗方式推荐和治疗路径选择 3 个方面。

重要信息汇总主要包括患者的分子分型、临床分期等。此外，还包括患者诊疗特别提醒，如患者的耐药信息、异常值警戒等，可以有效提醒临床工作者进行合理的决策选择。

治疗方式推荐主要为患者应接受的治疗方式，包括化疗、内分泌治疗、靶向治疗、放疗、手术等。CSCO AI 智能决策系统根据患者的重要信息，将可能需要的治疗方式进行标注，而无须采用的治疗方式进行灰化处理。

　　治疗路径选择是智能系统的核心内容，主要针对患者的关键信息，列举可以选择的治疗方式，并根据相应治疗方式，给出诊疗决策推荐。如初诊患者包含新辅助治疗和直接手术治疗两种治疗路径，临床工作者应根据患者的实际需求进行选择。不同治疗路径对应着相应的治疗方案，该方案主要与最新的 CSCO 乳腺癌诊疗指南推荐相映射。治疗方案主要包括内分泌治疗、化疗、靶向治疗等核心推荐（主要包括Ⅰ级推荐和Ⅱ级推荐内容）。针对每个治疗方案，都可点击详情按钮，从而了解方案的证据支持、专家观点、参考文献、用法用量、禁忌证及不良反应、费用参考等。其中证据支持主要为该方案重要临床研究方案设计及其临床研究的结果，文章摘要及其内容在参考文献中显示；费用参考主要涉及该方案的总费用、报销费用及自付比例等。通过 CSCO AI 智能决策系统，可以快速了解每个方案的具体数据，帮助临床工作者与患者一起选择最合理的治疗方案。

　　在系统提示下，临床工作者选择最佳的治疗方案后，将由系统生成诊疗建议报告。该报告包括患者基本信息、决策方案及其详情等重要信息，并由主诊医师签字后交由患者。患者通过诊疗建议报告，可以充分了解自身所处的治疗阶段、治疗时长、可能的不良反应及承担的经济费用，从而提高患者的依从性。此外，诊疗建议报告中还包含了患者接受实际治疗的方案、剂量及不良反应的记录卡，有助于提高后续随诊过程中的医疗决策效率。

108. CSCO AI 智能决策系统的推广和更新

CSCO AI 智能决策系统已于 2019 年 4 月上市。为了进一步推动其在市场上应用，我们利用国产硬件作为该系统的载体，并通过智能医生培训等开展了人工智能系统的推广与应用工作。全国范围内培养百名智能医生，并以此建立百家智能系统的定点医院，推动系统的临床应用，尤其注重在基层单位开展带教工作，与定点医院形成合作圈，切实提高基层地区乳腺癌诊疗规范化水平。截至目前，该系统已在全国 20 余个地区开展了智能医生的培训工作，并完成 17000 余例次的真实世界应用，推动了多个学科的诊疗合作，为降低患者的直接诊疗费用、提高生存预后提供了帮助。

作为传播 CSCO 乳腺癌诊疗指南与推动规范化诊疗的重要媒介，CSCO AI 智能决策系统可以做到根据最新研究进展进行实时动态更新。2022 年，在原有功能的基础上，CSCO AI 智能决策还增加了患者毒性管理、临床研究入组提示、骨转移诊疗提示等功能，从而推动其在临床应用。我们还将定期收集临床信息及用户反馈，进一步合理优化 CSCO AI 智能决策系统，建立完善形成智能决策、毒性预警、疾病管理、资源共享的医疗生态圈，为提高我国乳腺癌患者生存率及生活质量提供帮助。

（李健斌）

参考文献

1. CHEN W，XIA C，ZHENG R，et al. Disparities by province，age，and sex in site-specific cancer burden attributable to 23 potentially modifiable risk factors in China：a comparative risk assessment. Lancet Glob Health，2019，7（2）：e257-e269.

2. MULLARD A. 2018 FDA drug approvals. Nat Rev Drug Discov，2019，18（2）：85-89.

3. 江泽飞，许风锐. 肿瘤医生眼中的人工智能. 精准医学杂志，2018，33（1）：9-11，14.

4. CASTILLO R S，KELEMEN A. Considerations for a successful clinical decision support system. Comput Inform Nurs，2013，31（7）：319-326.

5. MARTEI Y M，MATRO J M. Identifying patients at high risk of breast cancer recurrence：strategies to improve patient outcomes. Breast Cancer（Dove Med Press），2015，7：337-343.

6. WILLIAM H K，WALLIS W A. Use of ranks in one-criterion variance analysis. Journal of the American Statistical Association，1952，47（260）：583-621.

7. SPARANO J A，GRAY R J，MAKOWER D F，et al. Clinical outcomes in early breast cancer with a high 21-gene recurrence score of 26 to 100 assigned to adjuvant chemotherapy plus endocrine therapy：a secondary analysis of the TAILORx randomized clinical trial. JAMA Oncol，2020，6（3）：367-374.

8. National Comprehensive Cancer Network. Clinical practice guidelines in oncology. breast cancer. Version 1，2018[2022-08-30]. https：//www.nccn.org/professionals/physician_gls/pdf/breast.pdf.

9. National Cancer Institute. Drugs approved for breast cancer [2022-08-30]. https：//www.cancer.gov/about-cancer/treatment/drugs/breast.

10. SHORTLIFFE E H，SEPÚLVEDA M J. Clinical Decision support in the era of artificial intelligence. JAMA，2018，320（21）：2199-2200.

11. PUSIC M，ANSERMINO J M. Clinical decision support systems. BCMJ，2004，46（5）：236-239.

12. SHANAFELT T D，GRADISHAR W J，KOSTY M，et al. Burnout and career satisfaction among US oncologists. J Clin Oncol，2014，32（7）：678-686.

13. KLEINER S，WALLACE J E. Oncologist burnout and compassion fatigue：investigating time pressure at work as a predictor and the mediating role of work-family conflict. BMC Health Serv Res，2017，17（1）：639.

14. PATEL V L，AROCHA J F，ZHANG J J. Medical reasoning and thinking. Oxford：Oxford University Press，2012.

15. COFFEY K，D'ALESSIO D，KEATING D M，et al. Second-opinion review of breast imaging at a cancer center：is it worthwhile? AJR Am J Roentgenol，2017，208（6）：1386-1391.

16. MALLORY M A，LOSK K，LIN N U，et al. The influence of radiology image consultation in the surgical management of breast cancer patients. Ann Surg Oncol，2015，22（10）：3383-3388.

17. CHANG J H，VINES E，BERTSCH H，et al. The impact of a multidisciplinary breast cancer center on recommendations for patient management：the University of Pennsylvania experience. Cancer，2001，91（7）：1231-1237.

18. International Agency for Research on Cancer. Breast，Globoscan 2018[2022-08-30] http：//gco.iarc.fr/today/data/factsheets/cancers/20-Breast-fact-sheet.pdf.

19. SHORTLIFFE E H，SEPÚLVEDA M J. Clinical decision support in the era of artificial intelligence. JAMA，2018，320（21）：2199-2200.

20. DARROW J J，AVORN J，KESSELHEIM A S. FDA approval and regulation of pharmaceuticals，1983-2018. JAMA，2020，323（2）：164-176.

21. BENKE K，BENKE G. Artificial intelligence and big data in public health. Int J Environ Res Public Health，2018，15（12）：2796.

22. MIDDLETON B，SITTIG D F，WRIGHT A. Clinical decision support：a 25 year retrospective and a 25 year vision. Yearb Med Inform，2016，Suppl 1（Suppl 1）：S103-116.

23. WOLFF J，PAULING J，KECK A，et al. The economic impact of artificial intelligence in health care：systematic review. J Med Internet Res，2020，22（2）：e16866.

24. YU K H，BEAM A L，KOHANE I S. Artificial intelligence in healthcare. Nat Biomed Eng，2018，2（10）：719-731.

25. BEAUCHEMIN M，MURRAY M T，SUNG L，et al. Clinical decision support for therapeutic decision-making in cancer：A systematic review. Int J Med Inform，2019，130：103940.

26. JIANG Z F，SONG E，WANG X J，et al. Guidelines of Chinese Society of Clinical Oncology（CSCO）on diagnosis and treatment of breast cancer（2020 version）. Transl Breast Cancer Res，2020，1：27.

27. 李健斌，江泽飞. 中国临床肿瘤学会人工智能决策系统（CSCO AI）的建立与应用. 中华医学杂志，2020，100（6）：411-415.

28. LIU C，LIU X，WU F，et al. Using artificial intelligence（Watson for Oncology）for treatment recommendations amongst chinese patients with lung cancer：feasibility study. J Med Internet Res，2018，20（9）：e11087.

29. NAGENDRAN M，CHEN Y，LOVEJOY C A，et al. Artificial intelligence versus clinicians：systematic review of design，reporting standards，and claims of deep learning studies. BMJ，2020，368：m689.

30. SOMASHEKHAR S P，SEPÚLVEDA M J，PUGLIELLI S，et al. Watson for Oncology and breast cancer treatment recommendations：agreement with an expert

multidisciplinary tumor board. Ann Oncol，2018，29（2）：418-423.

31. VERWEIJ J，HENDRIKS H R，ZWIERZINA H，et al. Innovation in oncology clinical trial design. Cancer Treat Rev，2019，74：15-20.

32. XU F，SEPÚLVEDA M J，JIANG Z，et al. Effect of an artificial intelligence clinical decision support system on treatment decisions for complex breast cancer. JCO Clin Cancer Inform，2020，4：824-838.

33. KOZLOWSKI D，HUTCHINSON M，HURLEY J，et al. The role of emotion in clinical decision making：an integrative literature review. BMC Med Educ，2017，17（1）：255.

34. XI D，GALLO P. An additive boundary for group sequential designs with connection to conditional error. Stat Med，2019，38（23）：4656-4669.

35. XU F，SEPÚLVEDA M J，JIANG Z，et al. Artificial intelligence treatment decision support for complex breast cancer among oncologists with varying expertise. JCO Clin Cancer Inform，2019，3：1-15.

36. HARRER S，SHAH P，ANTONY B，et al. Artificial intelligence for clinical trial design. Trends in pharmacological sciences，2019，40（8）：577-591.

37. MOUSTGAARD H，CLAYTON G L，JONES H E，et al. Impact of blinding on estimated treatment effects in randomized clinical trials：meta-epidemiological study. BMJ，2020，368：l6802.

38. PERSSON E，BARRAFREM K，MEUNIER A，et al. The effect of decision fatigue on surgeons' clinical decision making. Health Econ，2019，28（10）：1194-1203.

乳腺癌智能个案管理

109. 个案管理师的角色功能

个案管理师是医生和患者之间的桥梁，可以为患者提供整体性、持续性、协调性照护，会根据患者的需求、能力、资源及个人资料，协助患者做决策，确保患者就医权益；向刚刚接受治疗的患者及家属做好解释宣教，使其了解整个治疗计划、检查过程、预定的住院天数，以及离院后的持续照护；负责协调医生与患者之间的沟通，协调医疗各团队之间的合作；为患者动态制订个体化管理计划并协助解决问题，全面评估患者的健康状况和健康需求，系统整理患者的治疗计划及进度，联合医生、护士向患者解释诊疗计划并反馈效果。

110. 服务肿瘤患者全病程，建立符合我国国情的肿瘤智能个案管理体系

癌症已进入慢病管理时代，如同高血压、糖尿病等慢性疾病一样，对肿瘤患者行精细化管理是一种先进的服务管理方式，也是一种很好的发展趋势。随着肿瘤治疗手段的不断丰富，肿瘤患者生存期不断延长，为帮助患者提高生活质量和医疗服务质量，实现更好的治疗效果，肿瘤患者的全程管理和个案服务就尤为重要。在人工智能时代，临床医生可借助科技的力量，为自身赋能，为临床诊疗插上智慧的翅膀。CSCO AI 智能决策系统、个案管理模式＋全病程管理系统的使用，在规范化诊疗的同时，保证了患者全程管理的高效性，进一步提高了患者治疗的依从性、满意度。

患者住院期间，跟医生接触的时间十分有限，而患者的治疗期是漫长的，作为医生当然希望可以管理好患者。个案管理师可以将患者的住院时间和院外时间管理起来。智能全病程管理系统是以智能个案管理平台为基础、个案管理师为实施者，协助医生个体化地为患者制订治疗计划、随访和管理方案，同时跟进患者复诊计划，从而协助医生实现对肿瘤患者的系统化全病程管理。

111. 个案管理系统助力实现从治疗到康复的全流程管理

经规范化培训后任用的个案管理师，通过多学科整合、联合性照护，在疾病管理、整体护理、持续照护等方面发挥着重要作用，可提升患者的疾病照护能力、用药依从性、健康及疾病自我管理能力，进而达到控制就医成本和改善生活质量的护理目标。

智能个案管理模式是依托人工智能引擎配合个案管理师开展个案管理工作的，一方面，可帮助临床医生提高患者管理工作的效率、节约工作成本；另一方面，为患者提供多种形式的干预，实现患者利益最大化。同时，还能实现患者个案管理档案一体化。连续性的治疗管理使患者在不同机构、不同时期的治疗经历都能统一沉淀在一个档案中，在不同医疗机构的个案管理团队中都能获取患者的既往就诊信息，避免对患者干预的重复或断缺。

112. 利用个案管理平台进行患者的不良反应管理

乳腺癌的治疗是个体化、综合性的，患者在治疗和康复过程中面临种种困难。与此同时，随着新药物、新疗法的持续突破，肿瘤患者全程管理的重要性愈加突显。在乳腺癌患者诊疗过程中，除利用 CSCO AI 智能决策系统实现诊疗决策规范化外，在院外的治疗过程中还需要对患者进行长期有效的跟踪和干预。智能个案管理平台，通过智能联动的管理治疗计划、评估不良反应风险、监测并及时处理各种异常状况，帮助临床医生实现肿瘤患者"诊前—诊中—诊后"全流程闭环管理。

如患者上传的血检和不良反应指标异常，智能系统就会发出预警，个案管理师会及时介入，根据系统自动生成的趋势图清晰判断并引导患者恰当就医，能够使患者的严重不良反应在第一时间得到预警和响应，最大限度地保证患者离院期间的生命安全。另外，我们有很好的视频宣教系统，可根据患者不同的治疗阶段，个性化地推送宣教视频供患者反复观看。

113. 个案管理模式帮助提高乳腺癌患者治疗依从性和安全性

个案管理师在医疗团队中担任沟通、协调与执行的工作，并为患者提供有效且专业化的服务，减少患者或家属无所适从的焦虑感，并提供肿瘤患者相关信息，协助进行疾病咨询与问题处理。定期追踪患者状况，降低了患者失联率，借助智能系统，从治疗到追踪期间持续追踪患者是否继续接受检查或治疗，并于每次团队讨论会中追踪患者是否依治疗计划进行，在持续的治疗过程中，提供患者所需的相关照护。对于未依计划返诊者，个案管理师也会主动与患者联系，了解未持续治疗的原因，提供必要之协助，帮助患者能继续接受治疗。

从患者的角度看，加入个案管理系统的患者查阅病程记录时，模块划分清晰，便于本人查看；治疗计划呈现清晰，随时看不担心丢失；完善的任务保障机制，能够实现及时提醒。个案管理的智能化和精细化提高了治疗管理透明度，使患者全程治疗不迷茫，避免患者因疏漏造成治疗信息缺失，以及出现不良反应时能及时得到处理。因此患者实现了自我管理，积极参与治疗康复，提升了依从性，实现了最佳预后。

114. 新辅助治疗期间疗效评价及不良反应的管理

乳腺癌新辅助治疗是指对于未发现远处转移的初治乳腺癌患者，在计划中的手术治疗或手术加放疗的局部治疗前进行的全身系统性治疗。新辅助治疗前需完成相关检查，评估患者的疾病情况，明确病理诊断和分期，确定肿瘤组织 ER、PR 和 HER-2 状态。

绝大多数患者能从新辅助治疗中获益，新辅助治疗后乳腺肿块缩小甚至消失，以致新辅助治疗后的术中乳腺标本无法观察到原始病灶，因此国内外指南均明确推荐在新辅助治疗前对乳腺原发灶进行瘤床定位，尤其是对于治疗目的为降期保乳的患者。乳腺原发肿块瘤床定位，可在肿瘤内放置标志物或对肿瘤表面皮肤进行标记，为后续确定手术范围提供依据。术前穿刺阳性的腋窝淋巴结亦应放置标志物进行标记。

新辅助治疗作为乳腺癌系统性治疗的重要组成部分，在临床实践中扮演着非常重要的角色，依据 CSCO 乳腺癌诊疗指南，新辅助治疗的选择应结合分子分型、临床分期及患者意愿个体化确定，治疗包括新辅助化疗、靶向治疗及内分泌治疗。新辅助治疗的周期数要根据不同病期和治疗目的而定，基于现有的循证医学证据，新辅助治疗方案周期一般推荐为 6 ～ 8 个疗程，可根据需要视治疗效果、耐受性进行调整。规范的影像学和病理学评估是新辅助治疗的基础及实施的保障。在新辅助治疗期间应重视疗效判断和预测，特别是早期疗效的评估和判断，一般认为每个周期应查体了解肿瘤大小变化，每 2 个周期行影像学（超声和 MRI）评价临床疗效，必要时可以通过穿刺活检了解病理改变。

新辅助治疗方案均以紫杉类药物 ± 蒽环类药物为基石，其在主要攻击杀伤肿瘤细胞的同时会不同程度地损伤部分正常细胞，因此确实会伴随一些不良反应，但目前均有指南指导如何防治，大大降低了不良反应的发生率和严重程度，患者需要做的是调整心态、积极配合、遵嘱监测。新辅助化疗期间每 2 个周期需进行疗效评价：通过医生查体、影像学检查（如 B 超、MRI 等）查看患者肿瘤大小变化，评估抗肿瘤治疗效果；通过实验室检查、心电图等判断患者对化疗的耐受情况，以便于及时调整化疗药物剂量、化疗方案，从而达到预期疗效。

此外，对于需要行术前新辅助治疗而又不适合化疗、暂时不适合手术或无须即刻手术及内分泌治疗敏感的激素依赖型患者，可考虑新辅助内分泌治疗。内分泌治疗常见不良反应有月经失调、身体发胖、出汗、潮热、肌肉关节酸痛和乏力、子宫内膜增厚等。新辅助内分泌治疗一般应每 2 个月进行 1 次疗效评价，治疗有效且可耐受的患者可用至 6 个月。服用内分泌药物时应注意坚持按时服药，定期检查肝功能及骨密度。

115. 术后辅助治疗患者的个案管理

国际和国内指南针对不同类型早期乳腺癌均有相应的治疗方案推荐，对于早期乳腺癌患者来说，足量、足疗程完成既定的治疗方案至关重要。辅助化疗是早期乳腺癌术后综合治疗重要组成部分，属于全身性治疗，一般需 4 ～ 8 个周期。化疗期间需要医患密切配合以避免严重并发症的发生。辅助化疗的毒性管理的重点是骨髓抑制的预防和治疗、止吐及心脏毒性的监测和防治。

骨髓抑制是化疗常见的非特异性毒性，也是影响化疗疗程及剂量的关键因素。中性粒细胞减少一般发生在化疗后第 7 ～ 10 天，3 ～ 4 周后恢复。化疗前可根据发生发热性中性粒细胞减少的风险、化疗方案、剂量强度、患者危险因素采取相应的预防措施，包括长效和短效粒细胞集落刺激因子的使用。

化疗相关性恶心、呕吐可显著降低患者生活质量，严重者可导致电解质紊乱、代谢失衡，影响化疗的剂量和疗程，甚至被迫停止化疗，应常规采用预防性止吐方案，保障化疗顺利实施。止吐方案应根据抗肿瘤药物及方案的致吐风险等级、患者个体因素、既往化疗时止吐治疗情况等进行选择。

不同化疗药物对心脏毒性的影响各异，蒽环类药物最为明显。初次使用蒽环类药物就有对心脏造成损伤的可能，并且具有累积性，从而影响患者其他抗肿瘤治疗及生活质量。既往有心血管疾病或具有心脏损伤高危因素的患者在使用药物前应充分评估心脏毒性风险，调整用药方案和剂量并常规应用保护心脏药物，限制蒽环类药物的累积剂量，若出现心脏症状需请心内科医师协助诊治。

根据不同的病情，大部分乳腺癌患者是需要接受放疗的，通常在辅助化疗结束 3～4 周进行。辅助放疗一般需照射 25～30 次，在照射 15～20 次时会出现皮肤干燥、粗糙的现象，类似烧伤、晒伤，并逐渐加重，少部分患者会出现皮肤破溃。放疗导致的皮肤损伤以预防为主，在开始放疗后、尚未出现皮肤不良反应前，可以使用正规的药膏涂抹，以保障放疗的顺利进行。放疗过程中如果出现照射部位皮肤破溃，可外用抗生素乳膏，放疗结束后 2～5 个月，皮肤会逐渐修复。部分患者会出现咽痛、白细胞减少等症状，一般不良反应较轻，经对症处理后会明显缓解。

　　辅助内分泌治疗对激素受体阳性乳腺癌患者至关重要。内分泌治疗不良反应没有化疗重，但疗程较长，患者要坚持，良好的药物依从性也是疗效的保障。无特殊情况不可间断服用，漏服用内分泌药物时无须补服，后续只需继续按医嘱用药。若出现药物不良反应，则应及时就诊，必要时可调整内分泌治疗药物而不是自行停药。

　　目前已批准用于乳腺癌辅助治疗的 CDK4/6 抑制剂是阿贝西利，其最常见的不良反应是腹泻，常发生于用药早期，一般在治疗的第 1 个月内最高。随着治疗周期的延长，腹泻的发生率和严重程度显著降低。腹泻管理可分 3 步：①预先告知患者腹泻发生的特点，引起患者重视。②出现稀便后，及时采取行动。在第 1 次出现稀便时，即开始抗腹泻药物治疗（如洛哌丁胺、蒙脱石散），增加口服补液，并告知医生。③基于个体安全性和耐受性进行随访及用药剂量调整。进行抗腹泻治疗，24 小时内监测腹泻缓解情况，如有必要，进行阿贝西利剂量调整。如服药过程中出现漏服，不需要再服用双倍剂量来弥补漏服的剂量，继续常规服药计划即可。服药过程中，还需每周进行血常规检查，如白细胞计数低于 $2.0 \times 10^9/L$、中性粒细胞计数低于 $1.0 \times 10^9/L$、血小板计数低于 $50 \times 10^9/L$，可减量或暂停用药。重点是要做好记录，记录内容包括出现腹泻的时间、次数、有无减量或停药、累积用量。

乳腺癌患者辅助治疗结束后须坚持定期复查，术后第 1 年应每隔 3 个月检查 1 次，包括体检、血常规、肝肾功能和肿瘤标志物、腹部 B 超等，半年复查 1 次胸部 X 线检查；第 2 ～ 3 年应每 6 个月将上述项目复查 1 次；3 年以后，每年做 1 ～ 2 次详细体检和化验检查。如出现持续性骨痛、气促、肢体麻木等不适症状，应立即告诉医生，到医院行进一步检查。

116. 晚期乳腺癌患者的个案管理

晚期乳腺癌治疗的目的是延长生存期、提高生活质量，合理运用各种有效的治疗方法，安排最佳的治疗顺序，使患者达到长期带瘤生存。与早期乳腺癌辅助化疗不同，转移性乳腺癌没有固定的治疗周期，疾病进展或因不良反应无法耐受时需要及时更换方案。对于疾病稳定、不良反应轻的患者，建议按原治疗方案直到疾病进展；治疗有效，但不良反应较重的患者，可考虑使用原来有效的联合方案中的一个药物或更换为口服药物进行维持治疗，不建议自行减量。对于采用新起始治疗方案的患者，通常建议其在化疗 2 个周期或内分泌治疗 2 个月时复查。对于疾病稳定半年以上的患者，根据肿瘤负荷和疾病发展速度，可以延长为每 2 ～ 3 个月复查，评估疗效。如果治疗期间出现不适症状，可结合不适症状出现的时间、持续的时间，初步判断与治疗的相关性，并及时就诊。

对于晚期乳腺癌患者而言，无论使用何种治疗方案，患者的主观感受往往能反映出症状的严重程度，同时也反映出治疗对患者生活质量的影响，因此症状和心理护理贯穿始终。晚期乳腺癌患者疼痛率高达75%，因此，鼓励患者或家属参与记录症状，个案管理师要向患者及家属做好宣教。疼痛的缓解非常重要，忍受疼痛没有任何益处。疼痛大都可以通过口服药物得到很好的控制，如果这些药物控制无效，还有其他很多选择，在院外或治疗间歇期与医生和护士保持联系至关重要。记录的内容一般包括5点：①疼痛的部位和范围：点痛还是片痛，是一个部位痛还是全身痛。②疼痛的持续性：是阵痛还是持续痛，如果是阵痛，间隔时间是多久。③疼痛诱发的因素：是不是受其他因素的影响。④疼痛性质：是刀割样、钝痛还是隐痛。⑤疼痛的程度：0度～Ⅳ度；0～10分。

对于乳腺癌患者，治疗过程中的心理负担是最难处理的，治疗产生不良反应和长时间治疗造成的心理负担并不比身体所承受的痛苦轻。乳腺癌相对其他疾病治疗周期长、费用高，治疗手段多样，疗效存在不确定性，尤其是转移复发后患者，其治疗更是一个持久的过程，与复发前相比，患者在复发后的生活质量比较差，感觉生命随时受到威胁，需要亲属给予更多的体贴，使患者感受来自家庭的关爱、在最佳的心境中接受治疗。

（王　燕　白丽晓　杨爱玲）

参考文献

1. 中国医药教育协会乳腺癌个案管理师分会.中国乳腺癌个案管理模式专家共识.中华医学杂志，2020，100（7）：493-497.

2. 吕茵茵，沈犁.个案管理模式在疾病管理中的临床实践.中国护理管理，2018，18（7）：970-973.

3. 中国乳腺癌新辅助治疗专家组.中国乳腺癌新辅助治疗专家共识（2019年版）.中国癌症杂志，2019，29（5）：390-400.

4. 李健斌，江泽飞.2021年中国临床肿瘤学会乳腺癌诊疗指南更新要点解读.中华医学杂志，2021，101（24）：1835-1838.

5. 徐兵河，江泽飞，胡夕春.中国晚期乳腺癌临床诊疗专家共识2016.中华医学杂志，2016，96（22）：1719-1727.

6. 裴佳佳.乳腺癌患者家属情绪的调查研究.中国实用护理杂志，2012，28（z2）：74.

出版者后记
Postscript

　　科学技术文献出版社自 1973 年成立即开始出版医学图书，40 余年来，医学图书的内容和出版形式都发生了很大的变化，这些无一不与医学的发展和进步相关。《中国医学临床百家》从 2016 年策划至今，感谢 700 余位权威专家对每本书、每个细节的精雕细琢，现已出版作品近 200 种。2018 年，丛书全面展开学科总主编制，由各个学科权威专家指导本学科相关出版工作，我们以饱满的热情迎来了《中国医学临床百家》丛书各个分卷的诞生，也期待着《中国医学临床百家》丛书的出版工作更加科学与规范。

　　近几年，中国的临床医学有了很大的发展，在国际医学领域也开始崭露头角。以首都医科大学附属北京天坛医院牵头的 CHANCE 研究成果改写美国脑血管病二级预防指南为标志，中国一批临床专家的科研成果正在走向世界。但是，这些权威临床专家的科研成果多数首先发表在国外期刊上，之后才在国内期刊、会议中展现。如果出版专著，又为多人合著，专家个人的观点和成果精华被稀释。为改变这种零落的展现方式，作为科技部主管、中国科学技术信息研究所主办的中央级综合性科技出版机构，我们有责任为中国的临床医师提供一个系统展示临床研究成果的舞台。为此，我们策划出版了这套高端医学专著——《中国医学临床百家》丛书。

"百家"既指临床各学科的权威专家，也取百家争鸣之义。

丛书中每一本书阐述一种疾病的最新研究成果和专家观点，按年度持续出版，强调医学知识的权威性和时效性，以期细致、连续、全面展示我国临床医学的发展历程。与其他医学专著相比，本丛书具有出版周期短、持续性强、主题突出、内容精练、阅读体验佳等特点。在图书出版的同时，同步通过万方数据库等互联网平台进入全国的医院，让各级临床医师和医学科研人员通过数据库检索到专家观点，并能迅速在临床实践中得以应用。

在与作者沟通过程中，他们对丛书出版的高度认可给了我们坚定的信心。北京协和医院邱贵兴院士说"这个项目是出版界的创新……项目持续开展下去，对促进中国临床学科的发展能起到很大作用"。北京大学第一医院霍勇教授认为"百家丛书很有意义"。我们感谢这么多临床专家积极参与本丛书的写作，他们在深夜里的奋笔，感动着我们，鼓舞着我们，这是对本丛书的巨大支持，也是对我们出版工作的肯定，我们由衷地感谢作者的支持与付出！

在传统媒体与新兴媒体相融合的今天，打造好这套在互联网时代出版与传播的高端医学专著，为临床科研成果的快速转化服务，为中国临床医学的创新和临床医师诊疗水平的提升服务，我们一直在努力！

科学技术文献出版社

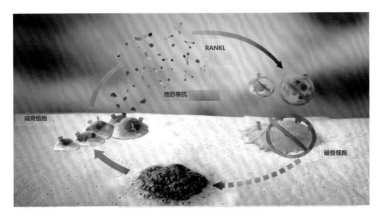

彩插 1　骨转移恶性循环假说

（来源：江泽飞，牛晓辉，王洁，等．恶性肿瘤骨转移临床诊疗专家共识．长沙：中南大学出版社，2022.）

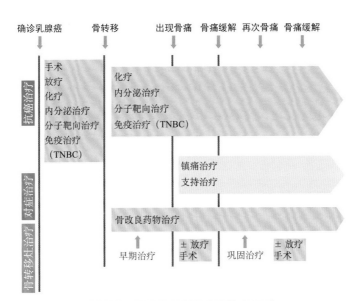

彩插 2　骨转移分类治疗的基本原则

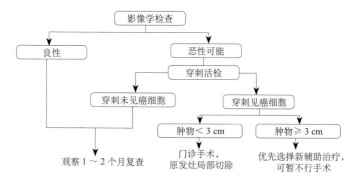

彩插3 新冠肺炎疫情防控期间乳腺包块患者的处理原则

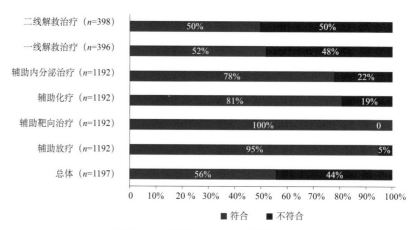

彩插4 WFO系统与医生决策的符合率